Dr. Henry W. Wright

# Die geistlichen Ursachen von Autoimmunerkrankungen

Dr. Henry W. Wright

# Die geistlichen Ursachen von Autoimmunerkrankungen

Klare Antworten auf Ihre Fragen zu Krankheitsprävention und Heilung

GloryWorld-Medien

3. Auflage 2026



Bibelzitate sind, falls nicht anders gekennzeichnet, der Elberfelder Bibel, Revidierte Fassung von 2006 entnommen. Weitere Bibelübersetzungen:

LUT: Lutherbibel, Revidierte Fassung von 2017
NeÜ: Neue evangelistische Übersetzung © 2013 Karl-Heinz Vanheiden
SLT: Schlachter 2000
ZÜR: Zürcher Bibel (Ausgabe 2007)
KJV: Direkte Übersetzung aus der (englischen) King-James-Version

Das Buch folgt den Regeln der Deutschen Rechtschreibreform. Die Bibelzitate wurden diesen Rechtschreibregeln angepasst.

Übersetzung/Satz: Manfred Mayer
Lektorat: Klaudia Wagner
Umschlaggestaltung: Jens Neuhaus, www.7dinge.de
Umschlagmotiv: stock.adobe.com

Printed in Germany

ISBN: 978-3-95578-613-7
Bestellnummer: 356613

Erhältlich beim Verlag:

GloryWorld-Medien
Beit-Sahour-Str. 4
D-46509 Xanten
Tel.: 02801-9854003
Fax: 02801-9854004
info@gloryworld.de
**www.gloryworld.de**

oder in jeder Buchhandlung

# Inhalt

# Rechtliche Hinweise

Wir sehen uns nicht in Konkurrenz mit der Medizin, Psychiatrie oder einer kirchlichen Lehre, Überzeugung oder Praxis. Wir sind weder Teil der Medizin noch der Psychologie. Wir arbeiten daran, sie effektiver zu machen, weil wir glauben, dass viele menschliche Probleme im Grunde geistlicher Natur sind und entsprechende physiologische und psychologische Auswirkungen haben. Die Informationen in diesem Buch sind nur für Ihr Allgemeinwissen gedacht, um Ihnen einen Einblick in Krankheiten, ihre Probleme und mögliche Lösungen zu geben. Sie sind kein Ersatz für eine ärztliche Beratung oder Behandlung bei bestimmten Krankheiten oder Störungen. Wir diagnostizieren oder behandeln keine Krankheiten.

Bei speziellen Gesundheitsproblemen sollten Sie umgehend ärztliche Hilfe in Anspruch nehmen. Die Behandlungsmodalitäten für Ihre spezifischen Gesundheitsprobleme sind Sache zwischen Ihnen und Ihrem Arzt. Wir sind für die Krankheit oder Heilung einer Person nicht verantwortlich. Wir wenden die Heilige Schrift an und das, was sie zu diesem Thema sagt, zusammen mit dem, was die Medizin und die Wissenschaft in Übereinstimmung mit diesen Erkenntnissen beobachtet haben. Es gibt keine Garantie dafür, dass ein Mensch geheilt oder eine Krankheit verhindert wird. Die Früchte dieser Lehre werden sich aus der Anwendung der Prinzipien ergeben und aus der Beziehung zwischen einer Person und Gott. Wir stützen uns auf 2. Korinther 5,18-20, 1. Korinther 12, Epheser 4 und Markus 16,15-20.

# Vorwort

Mein Mann, Dr. Henry W. Wright, war ein brillanter Mann. Er war immer darauf aus dazuzulernen, aber sein noch stärkerer Wunsch war, Gott von ganzem Herzen zu dienen. Den Herausforderungen des Lebens begegnete er mit Mitgefühl, entschlossener Liebe und seinem einzigartigen Humor. Sein Einfluss auf das Leben der Menschen in seiner Umgebung ist nicht zu ermessen. Es lag ihm am Herzen, andere zu umfassender Gesundheit und zum Frieden in der Liebe Gottes zu führen. Er tat sein Bestes, um Gottes Liebe in allem, was er tat, zum Ausdruck zu bringen.

In seinen ersten Jahren als Pastor war Henrys Gebet, Antworten auf die Frage zu finden, warum körperliche Heilung von Krankheiten in kirchlichen Kreisen nicht so häufig vorkommt, wie es sein sollte. Mit dieser Frage und den Antworten Gottes begann seine lebenslange Reise, die geistlichen Wurzeln von Krankheiten aufzudecken, die den Leib Christi plagten.

Henry verbrachte Jahrzehnte damit, biblische Wahrheiten darüber zu erforschen, was Gott über Heilung sagt, Fallgeschichten von Menschen zu studieren, die sich an ihn wandten, um Hilfe zu erhalten, und von der medizinischen Wissenschaft etwas über Krankheiten und ihre Auswirkungen auf den menschlichen Körper zu lernen. Gemeinsam gründeten wir *Be in Health* und reisten durch die Vereinigten Staaten und um die Welt, um biblische Wahrheiten zur Überwindung von Krankheiten zu lehren. Es war faszinierend zu erleben, wie zehntausende Menschen auf der ganzen Welt geheilt und wiederhergestellt wurden. Als der Bedarf zu helfen immer größer wurde, entstand das *For My Life Retreat.* Dieses einwöchige Seminar auf dem Gelände unserer Gemeinde in Thomaston, Georgia, hilft Menschen, die geistlichen Ursachen von Krankheiten zu verstehen, die biblischen Wahrheiten auf ihr Leben anzuwenden und zu lernen, wie sie befreit werden können!

Henry ist im November 2019 verstorben. Zusammen mit unserer Familie, der Gemeinde und unseren Freunden vermisse ich ihn jeden Tag. Kurz nachdem Henry gestorben war, sprach Gott zu meinem Herzen: „Er ist bei mir, und es geht ihm gut." Vor über fünf Jahren entwickelten Henry und ich zusammen mit dem Ältestenrat einen Plan, um die biblischen Wahrheiten, die Gott ihm gegeben hatte, weit in die Zukunft zu tragen. Durch Henrys Beziehung zur Ältestenschaft und zur Gemeinde hatten wir eine klare Vorstellung davon, wie es weitergehen sollte. Henrys Vision war es, Generationen von Überwindern zu schaffen, die durch Gottes Wort und Liebe an Geist, Seele und Körper wiederhergestellt werden.

Heute ist dies genau das, was wir tun. Das Team von *Be in Health* hat sich vergrößert und betreut weiterhin jeden Monat Tausende von Menschen über unseren Campus in Thomaston, Georgia, Online-Seminare, Minilehrgänge und Konferenzen in Städten im ganzen Land. Die Menschen der Welt haben ein großes Bedürfnis nach Gottes Liebe und Kraft, um den Feind und alle Krankheiten in ihrem Leben zu besiegen. Ich hoffe, dass die biblischen Erkenntnisse, die Henry in diesem Buch verarbeitet hat, Ihnen auf Ihrem Weg der Heilung und Wiederherstellung helfen.

Donna Wright

# KAPITEL 1

# Warum bin ich krank?

„Warum bin ich krank?" „Warum ist das mit mir passiert?" Wenn Sie heute mit einer Autoimmunerkrankung kämpfen, suchen Sie überall nach Antworten auf diese schmerzhaften Fragen. Bei *Be in Health* habe ich Jahrzehnte damit verbracht, die *Ursachen von Krankheiten zu* erforschen. Das ist wichtig, denn die Menschen wollen die Antworten auf die Fragen wissen: „Warum bin ich krank?" und „Wie kann ich wieder gesund werden?" Ist es nicht sinnvoll, dass wir der *Ursache* auf den Grund gehen, die eine Krankheit überhaupt erst auslöst? Von dort aus können wir sie ausrotten! Warum? Weil es Gottes Wunsch ist, dass Sie gesund und heil sind!

Durch Gottes Gnade haben wir Antworten auf die grundlegenden Ursachen von Krankheiten entdeckt, die Sie auf den Weg zu Heilung und Gesundheit bringen können. Ich möchte gleich zu Beginn sagen, dass meine Forschungen ergeben haben, dass etwa 80 Prozent aller chronischen Krankheiten eine *geistliche* Ursache haben. Achtzig Prozent ist eine verblüffend hohe Zahl! Ich glaube, dass es Gottes Wille ist, diese geistlichen Ursachen aufzudecken und Sie auf den Weg der Gesundheit zu bringen. Aufgrund dessen, was Gott mir in über dreißig Jahren der Untersuchung von Fallstudien, der wissenschaftlichen Forschung und des Studiums seines Wortes offenbart hat, sind Tausende von Menschen weltweit von ihren Krankheiten und Syndromen befreit worden, weil sie sich mit den Ursachen für ihr Auftreten befasst haben. Die Antworten auf die Heilung, die wir Ihnen im Folgenden weitergeben werden, entstammen der Führung Gottes und seinem Wort, und die ganze Ehre für diese Heilungen gebührt Ihm!

## Gottes Verheißungen für Gesundheit

Gott hat uns viele Verheißungen für Gesundheit und Heilung gegeben. Er wollte, dass wir in Ganzheit leben. „[Ich bin der Gott], *der dir all deine Schuld vergibt und all deine Gebrechen heilt*" (Psalm 103,3). „*Christus hat unsere Sünden auf sich genommen und sie am eigenen Leib zum Kreuz hinaufgetragen. Das bedeutet, dass wir für die Sünde tot sind und jetzt leben können, wie es Gott gefällt. Durch seine Wunden hat Christus euch geheilt*" (1. Petrus 2,24 HFA). Jesus erklärte auch, dass Heilung das „*Brot der Kinder*" sei (vgl. Matthäus 15,26.)

Wenn Gott uns doch versprochen hat, dass unsere Krankheiten geheilt werden können, warum sind wir dann überhaupt krank? Warum leiden so viele Menschen, auch Christen, immer noch an chronischen Krankheiten – Autoimmunerkrankungen wie Multiple Sklerose, rheumatoide Arthritis, Lupus, Morbus Basedow, Diabetes 1, aber auch Krebs, Diabetes 2, Bluthochdruck und Herzkrankheiten, chronische Depressionen und viele mehr? Um die Antworten auf diese Fragen zu finden, müssen wir uns gemeinsam auf eine Reise begeben, um die geistlichen Ursachen von Krankheiten aufzudecken und zu entdecken, wie Sie in Ganzheit leben können – Geist, Seele und Körper. Ich bete dafür, dass diese Reise Sie mit Frieden erfüllt und Ihnen das Verständnis und die Weisheit bringt, die Sie von Ihrer Krankheit befreien werden!

## Was ist eine Autoimmunerkrankung?

Autoimmunerkrankungen belasten jedes Jahr das Leben von Millionen von Menschen. Sie sind in den USA nach Krebs und Herz-Kreislauf-Erkrankungen die dritthäufigste Krankheitskategorie und betreffen mehr als 8 Prozent der Bevölkerung. Es wurden mehr als 80 verschiedene Autoimmunerkrankungen identifiziert, und aus unerklärlichen medizinischen Gründen sind mehr als 78 Prozent der Menschen, die von diesen Autoimmunerkrankungen betroffen sind, Frauen.[1] Wir wissen, dass Autoimmunerkrankungen jedes biologische

[1] DeLisa Fairweather, Sylvia Frisancho-Kiss, and Noel R. Rose, „Sex Differences in Autoimmune Disease from a Pathological Perspective," The American Journal

System im Körper betreffen können, einschließlich des endokrinen Systems, des Bindegewebes, des Magen-Darm-Trakts, des Herzens, der Haut und der Nieren.[2] Ich denke, wir können mit Sicherheit sagen, dass Autoimmunerkrankungen eine „ansteigende Plage“ in unserer heutigen Kultur sind.

Autoimmun bedeutet „immun gegen sich selbst“. Die Wissenschaft hat herausgefunden, dass hierbei Ihre weißen Blutkörperchen – die von Gott zur Abwehr von Krankheiten geschaffen wurden – einen gesunden Teil Ihres Körpers als feindlichen Eindringling erkennen und angreifen, um ihn zu zerstören. Der Körper greift sozusagen den Körper an. Aber die Ärzte wissen nicht, warum; sie wissen nicht, was das Problem ist. In der medizinischen Gemeinschaft ist die Diagnose einer Autoimmunerkrankung ein lebenslängliches Urteil: Es gibt keine bekannte Ursache und keine bekannte Heilung. Das Beste, was die Ärzte tun können, ist zu versuchen, Ihre Symptome zu lindern oder zu kontrollieren – aber nicht zu heilen.

Es gibt so viele Missverständnisse in der medizinischen Gemeinschaft und sogar in der Kirche über die Ursache von Krankheiten bei Menschen. Bei meinen Forschungen habe ich sehr genau studiert, was Gott in seinem Wort gesagt hat, und ich habe auch Jahre damit verbracht, die medizinische Wissenschaft zu studieren. Es ist wichtig, den menschlichen Körper zu studieren, den Gott geschaffen hat, und auch das, was er in seinem Wort über unseren Körper und unsere Gesundheit gesagt hat. Obwohl mir einige Leute vorgeworfen haben, ich sei gegen die medizinische Wissenschaft, bin ich ihr eigentlich zu Dank verpflichtet, denn sie hat es mir ermöglicht, Dinge zu sehen, die ich sonst nicht gesehen hätte.

Leider ist die blinde Seite der Wissenschaft, dass Wissenschaftler und Mediziner dazu neigen, nur das zu glauben, was sie mit ihren fünf physischen Sinnen wahrnehmen können. Die Bibel gibt uns einen viel größeren Einblick, damit wir über das hinaussehen können, was wir in der Natur beobachten können. Die Antworten auf die

---

of Pathology, September 2008: 173(3): 600–609, https://www.ncbi.nlm.nih.gov/pmc/articles/PMC2527069/.

[2] DeLisa Fairweather and Noel R. Rose, „Women and Autoimmune Diseases,“ Emerging Infectious Diseases, November 2004, 10(11): 2005–2011, https://www.ncbi.nlm.nih.gov/pmc/articles/PMC3328995/.

Krankheiten und Probleme der Menschen sind seit über fünfunddreißig Jahrhunderten in der Bibel zu finden. Warum also lesen die Menschen nicht die Bibel, um diese Antworten zu entdecken? Genau das werden wir in den folgenden Kapiteln tun. Wir werden uns ansehen, was Gott *und* die Wissenschaft über die Ursachen und die Wege zur Heilung von Krankheiten – insbesondere von Autoimmunerkrankungen – zu sagen haben. Wir werden die Antworten finden, nach denen Sie suchen, um Sie auf den Weg zu Heilung und Gesundheit zu bringen.

## Sind Autoimmunerkrankungen unheilbar?

Ich möchte mit der Befürchtung aufräumen, Sie könnten niemals von einer Autoimmunerkrankung geheilt werden. Bei Gott sind alle Dinge möglich! (Vgl. z. B. Matthäus 19,26.) Bei allen Krankheiten – auch bei Autoimmunerkrankungen – ist eine vollständige Heilung und Wiederherstellung möglich. Durch Gottes Gnade haben wir bei *Be in Health* die geistlichen Ursachen von Autoimmunerkrankungen herausgefunden und Menschen erfolgreich geholfen, diese Ursachen zu überwinden – mit erstaunlichen Heilungs- und Genesungserfolgen. Sie haben den Weg zu wahrer, dauerhafter Heilung gefunden, die von Gott kommt. Laut Psalm 103 heilt Gott alle Ihre Krankheiten, erlöst Ihr Leben aus der Grube, krönt Sie mit Liebe und lässt Sie sich wieder jung fühlen! Das ist die Liebe Gottes!

> *Meine ganze Schuld hat er mir vergeben, von aller Krankheit hat er mich geheilt, dem Grab hat er mich entrissen, hat mich mit Güte und Erbarmen überschüttet. Mit guten Gaben erhält er mein Leben, täglich erneuert er meine Kraft und ich bleibe jung und stark wie ein Adler* (Psalm 103,3-5 GNB).

Krankheit hindert Sie an einem erfüllten Leben; Heilung bringt Sie zurück zur Normalität und Sie sind danach vielleicht sogar gesünder als vor Ihrer Diagnose. Das ist *ein herausragender Weg!*[3] Sie werden aus Gottes Wort lernen, wie Sie für den Rest Ihres Lebens in Heilung und Ganzheit leben können!

[3] Vgl. 1. Korinther 12,12.

## *Nach seinem Ebenbild geschaffen*

Die Bibel sagt uns, dass Gott den Menschen nach seinem Ebenbild schuf. „Dann sprach Gott: Lasst uns Menschen machen als unser Bild, uns ähnlich! … Gott erschuf den Menschen als sein Bild, als Bild Gottes erschuf er ihn. Männlich und weiblich erschuf er sie" (1. Mose 1,26-27 REÜ). Wenn wir so leben, wie Gott uns geplant hat, werden wir in sein Bild zurückverwandelt und gedeihen. Wir werden auf unserem höchsten Niveau funktionieren. Wenn wir jedoch Wegen oder Denkweisen über uns selbst folgen, die nicht mit seinem Plan übereinstimmen, verlieren wir unsere Identität in Gott und öffnen in unserem Körper möglicherweise eine Tür für Krankheiten. Gott ist der Urheber dessen, was er geschaffen hat: Sie. Und Gott ist auch der Erhalter dessen, was er erschaffen hat: Sie. Wenn wir also Gott als Teil der Gleichung für unsere Heilung ausschließen, was haben wir dann? Wir haben uns von der Quelle zur Genesung und Heilung von Krankheiten abgeschnitten.

Gottes Wunsch als unser himmlischer Vater ist es, uns wieder zu unserer wahren Identität als seine Kinder zurückzuformen, nach seinem Bild und gemäß seiner Natur. Um zu verstehen, wer wir sind, müssen wir wissen, wer Gott ist. Zuallererst ist er unser Vater. Jesus wurde auf die Erde gesandt, um unsere Beziehung zu unserem himmlischen Vater wiederherzustellen. *„Denn wenn wir, als wir Feinde waren, mit Gott* ***versöhnt wurden durch den Tod seines Sohnes****, so werden wir viel mehr, da wir versöhnt sind, durch sein Leben gerettet werden"* (Römer 5,10). Der erste Johannesbrief sagt uns, dass *„Gott die Liebe ist"* (1. Johannes 4,8.16). Und wir spiegeln Gottes Wesen in uns wider, wenn wir die Frucht des Heiligen Geistes in unserem Leben offenbaren. *„Die Frucht des Geistes aber ist: Liebe, Freude, Friede, Langmut, Freundlichkeit, Güte, Treue, Sanftmut, Enthaltsamkeit"* (Galater 5,22-23a) – alles Eigenschaften eines liebenden Gottes.

Psalm 139,14-15 sagt uns, dass Gott der Vater jeden von uns mit Bedacht und Sorgfalt entworfen und erschaffen hat: *„Ich danke dir, dass ich so staunenswert und wunderbar gestaltet bin. Ich weiß es genau: Wunderbar sind deine Werke. Dir waren meine Glieder nicht verborgen, als ich gemacht wurde im Verborgenen, gewirkt in den Tiefen der Erde"* (REÜ). Jeder von uns ist mit einer besonderen

Persönlichkeit, mit einzigartigen Eigenschaften und mit einer eigenen Bestimmung und einem Platz in seiner Familie ausgestattet, wenn wir das annehmen. Wir wurden nicht geschaffen oder berufen, jemand anderes zu sein als wir selbst. Jeder Mensch muss in seinem Herzen verankern, dass er *staunenswert und wunderbar* nach dem Bild Gottes geschaffen wurde und nicht nach dem Bild eines anderen. Gott baut keine Unfälle.

## *Folgen Sie uns Schritt für Schritt*

In *Die geistlichen Ursachen von Autoimmunerkrankungen* werden Sie die Bereiche im Leben erkennen, die uns von unserer Identität als Kinder Gottes trennen können. Der Vater möchte uns helfen, unser Herz mit seinem Herzen in Einklang zu bringen. Wir müssen lernen, das, was er über uns sagt, als Wahrheit zu akzeptieren. Auf dieser Reise der Wahrheit werden wir viele Fragen beantworten. Wie kann der Verlust Ihrer Identität in Gott dem Vater zu Krankheiten führen? Woher kommen die geistlichen Ursachen der Krankheit? Was sind die spezifischen geistlichen Ursachen der Autoimmunerkrankung und wie sind sie in Ihr Leben eingedrungen und haben zu lähmenden Schmerzen geführt?

In den ersten Kapiteln werden wir die unsichtbaren Kräfte aufdecken, die alle Krankheiten von innen her auslösen, und wie Sie diese überwinden können. Sie werden das Schlachtfeld erkennen, das den Weg für Krankheiten ebnet, und erfahren, wie Sie das Wort Gottes anwenden können, um den Sieg zu erringen! In den späteren Kapiteln werden wir die spezifischen geistlichen Ursachen für Diabetes aufdecken und die Fallstudien von Menschen vorstellen, die Heilung von ihrer Krankheit erfahren haben. Ihre Heilung ist es, worum es auf dieser Reise geht.

Da es viel über die geistlichen Ursachen von Autoimmunerkrankungen zu lernen gibt, werde ich Sie Schritt für Schritt führen, damit Sie wirklich verstehen, wie Sie für den Rest Ihres Lebens in Heilung und Ganzheit leben können! Bitte versuchen Sie nichts zu überstürzen. Lesen Sie die Wahrheiten in diesem Buch einen Punkt nach dem anderen. Die Bibel ermutigt uns zu lernen, indem wir uns ein *festes Fundament* schaffen und dann *ein Gebot* (Leitprinzip) oder eine Linie nach der anderen darauf aufbauen. „*Denn ein Gebot muss auf das andere folgen, ein Gebot nach dem anderen, ein Strich auf den anderen, hier ein wenig und dort ein wenig*“ (Jesaja 28,10). Bleiben Sie uns auf dieser Reise dicht auf den Fersen – dass Sie frei von Krankheiten sind, kann davon abhängen!

## KAPITEL 2

# Was sind die geistlichen Ursachen von Krankheiten?

Wussten Sie, dass Sie ein kreatives Wunder Gottes sind? Wir haben bereits erkannt, dass der Mensch nach Gottes Ebenbild geschaffen wurde. Gott ist ein dreieiniges Wesen – drei in einem – Vater, Sohn und Heiliger Geist. In Gottes göttlichem Plan hat er auch uns mit drei wesentlichen Teilen geschaffen: *Geist, Seele* und *Körper*. In der Bibel heißt es ganz klar: *„Er aber, der Gott des Friedens, heilige euch durch und durch; Geist, Seele und Leib mögen euch unversehrt und untadelig erhalten bleiben bis zur Ankunft unseres Herrn Jesus Christus"* (1. Thessalonicher 5,23 ZÜR).

*„... der Gott des Friedens, heilige euch* ***durch und durch*** *...*" Jeder Teil von uns – *Geist, Seele und Körper* – soll also zu seiner Ehre vollständig *geheiligt und gesund* sein. Sie sind ein Geist, Sie haben eine Seele und Sie leben in einem Körper; Sie sind ein dreieiniges Wesen. Wir müssen diese lebenswichtige Wahrheit verstehen, damit wir geheilt und heil werden können. Wie funktioniert das?

**Erstens: Wir haben einen Körper.** Unser Körper ist wie unser Haus – wir leben in ihm. Einige von uns haben ein schickes Dach, andere haben ein Strohdach, wieder andere haben überhaupt kein Dach. Wir konzentrieren uns gerne auf den äußeren Teil – den Körper. Es ist prinzipiell nichts falsch daran, dass Sie sich um Ihr äußeres Haus kümmern. Schließlich streichen wir unsere Häuser, bringen Fensterläden an, pflanzen Blumen um sie herum und genießen die Schönheit. Das Gleiche tun wir mit unserem Körper – wir leben in unserem Körper und machen uns oft fein. Es hat einen starken Einfluss auf uns, wie sich unser Körper anfühlt. Wir konzentrieren uns auf unseren Körper, weil er der Teil ist, den wir mit unseren fünf Sinnen erfahren können. Der Körper ist also das, was wir sehen, aber er ist nur ein Teil unseres Wesens.

**Zweitens: Wir haben eine Seele.** Gott hat Männer und Frauen mit einer Seele geschaffen. Unsere Seele besteht aus unserem Verstand, unserem Willen und unseren Gefühlen. Die Art und Weise, wie wir die Welt mit unserem Verstand und unseren Emotionen wahrnehmen und erleben, ist ein wesentlicher Bestandteil dessen, was wir sind, und hat einen erheblichen Einfluss auf unseren Körper. Wir werden auf der Ebene der Seele stark beeinflusst. Die Wissenschaft hat dies seit einigen Jahren erkannt und spricht von der sogenannten Seele-Körper-Verbindung[1]. „Die Verbindung zwischen Seele und Körper ist die Verbindung zwischen den Gedanken, Einstellungen und Verhaltensweisen eines Menschen und seiner körperlichen Gesundheit. Während Wissenschaftler schon lange wissen, dass unsere Emotionen unseren Körper beeinflussen können, beginnen wir erst jetzt zu verstehen, wie Emotionen die Gesundheit und Langlebigkeit beeinflussen.“[2] „Die zunehmenden Beweise für die Rolle der Seele bei Krankheit und Heilung führen zu einer größeren Akzeptanz der Seele-Körper-Medizin.“[3] Die Wissenschaft erkennt jedoch den dritten Teil unseres Wesens – unseren Geist – nicht an. Und die Akzeptanz der Beziehung zwischen Geist, Seele und Körper ist der Schlüssel zum Verständnis und zur Bekämpfung von Krankheiten.

**Drittens: Wir haben einen Geist.** Der wichtigste Teil unserer Schöpfung als Menschen ist unser *Geist.* Dies ist der Teil unseres menschlichen Wesens, den die Wissenschaft nicht anerkennt, und

---

[1] Im Deutschen wird das englische „mind“ oft mit „Geist“ übersetzt. Biblisch gesehen ist damit jedoch unser „Sinn“ gemeint. Wir übersetzen hier „mind“ mit „Seele“.

[2] Lakshmi Menezes, MD, “What Is the Mind-Body Connection?” Florida Medical Clinic blog, August 24, 2020, https://www.floridamedicalclinic.com/blog/what-is-the-mind-body-connection/.

[3] Vicki Brower, „Mind-Body Research Moves Towards the Mainstream“, EMBO reports, v. 7(4), April 2006, https://www.ncbi.nlm.nih.gov/pmc/articles/PMC1456909/.

manchmal erkennt ihn auch die Kirche nicht an. Die Mediziner konzentrieren sich auf unseren Körper und wissen, dass wir eine Seele haben, aber der Geist wird völlig ignoriert. Warum ist es wichtig, dass wir die Existenz dieses dritten Teils unseres Wesens anerkennen? Weil so viele chronische Krankheiten ihre Ursache oder ihren Anfang in unserem Geist haben!

Die biblische Wahrheit ist, dass Ihr *wahres* Ich nicht Ihr physischer Körper ist, ganz gleich, wie sehr Sie ihn zurechtmachen! Ihr Körper ist nur das, was Sie mit Ihren fünf physischen Sinnen wahrnehmen. Es gibt so viel mehr von Ihnen! Gottes Wort offenbart, dass der größte Einfluss darauf, wer wir sind, von innen kommt, auf der Ebene des *Geistes*. Unser *ganzer* Mensch – Geist, Seele und Körper – muss gesund sein, um gesund zu leben. Ich sehe drei verschiedene Sichtweisen auf die Ursachen von Krankheiten: die der Mediziner, die vieler Menschen in der Kirche und die des Wortes Gottes. Wir werden uns diese drei unterschiedlichen Sichtweisen etwas genauer ansehen.

## *Was sagen die Mediziner?*

Was sagt die medizinische Gemeinschaft über die Ursache von Krankheiten? Die Wahrheit ist, dass Ärzte ratlos sind, wie und warum viele Krankheiten entstehen. In medizinischen Lehrbüchern wird eine große Anzahl von Krankheiten mit dem Namen der Krankheit, den betroffenen Körperteilen, der Diagnose, der Prognose und den Protokollen aufgeführt. Am Ende dieser Tagebucheinträge wird ein spezifischer medizinischer Satz eingefügt: „Ätiologie unbekannt“. *Ätiologie* kommt aus dem Griechischen und bedeutet „Ursache“ oder „einen Grund dafür angeben“. Die Mediziner wissen, dass sie die Krankheit sehen, sie diagnostizieren und verfolgen können, aber sie wissen oder verstehen nicht, was sie auslöst.

Alle der etwa 100 Autoimmunerkrankungen werden als Krankheiten mit unbekannter Ätiologie kategorisiert, also auch die bekanntesten, wie z. B.: Multiple Sklerose, rheumatoide Arthritis, Lupus, Morbus Basedow, Morbus Crohn und Psoriasis. Dies gilt auch für andere, nicht-autoimmune Krankheiten, wie das chronische Müdigkeitssyndrom, Fibromyalgie und das Reizdarmsyndrom. Bei allen Krankheiten, die als unheilbar gelten, ist das Beste, was die Medizin tun kann, ein „Krankheitsmanagement" anzubieten, also eine Kombination aus Tabletten, Therapien oder Operationen, um die Krankheit unter Kontrolle zu halten und das Leben des Patienten hoffentlich zu verlängern.

Bitte glauben Sie mir, ich bin nicht gegen Ärzte oder die Wissenschaft! Ich habe Jahrzehnte damit verbracht, zu studieren, was die medizinische Wissenschaft über den komplizierten menschlichen Körper weiß, den Gott geschaffen hat. Ich bin sehr dankbar für das, was ich gelernt habe. Aber ich möchte Ihnen nicht nur „Krankheitsmanagement" anbieten! Mit Gottes Hilfe möchte ich die geistlichen Ursachen von Krankheiten aufdecken und echte Gesundheit anbieten – für Geist, Seele und Körper! Denn der Gott, dem ich diene, steht für Ihre Ganzheit!

## *Was sagt die Kirche dazu?*

Leider sind viele Christen oft verwirrt, was Heilung und Gesundheit angeht. Sie wissen, dass die Bibel uns Verheißungen für Heilung gibt, wie z. B. Psalm 103,2-3 (REÜ): *„Preise den Herrn ... Der dir all deine Schuld vergibt und all deine Gebrechen heilt."* Aber dann stellen sie eine sehr berechtigte Frage: „Warum sehen wir nicht mehr Menschen, die geheilt werden?"

Christliche Leiter kennen die Antwort auf diese Frage nicht, und so entstehen Lehren, die der Bibel widersprechen, wie zum Beispiel das Argument, übernatürliche Heilung habe mit den ersten Aposteln aufgehört. Entmutigung, Zweifel und Unglaube schleichen sich in der Kirche ein. Ohne Antworten auf die Frage der Heilung finden sich manche Christen einfach mit der Krankheit ab. Sie beginnen sogar zu fragen: „Ist Gott derjenige, der Krankheiten schickt? Prüft oder läutert Gott uns nur?" Aber das ist nicht das, was das Wort Gottes sagt! Die Bibel sagt, dass Gott sich für uns *Gesundheit und Ganzheit* wünscht.

Der Apostel Johannes schrieb: *„Geliebter, ich wünsche, dass es dir **in allem** wohlgeht und du gesund bist, wie es deiner Seele wohlgeht"* (3 Johannes 2). Gibt es etwas, das mehr ist als „in allem"? Jesus selbst sagte: *„Ich bin gekommen, damit sie das Leben haben und* *es in Fülle haben"* (Johannes 10,10 REÜ). Zum Leben in Fülle gehört auch die Freiheit von Krankheiten. Ich möchte mich hier ganz klar ausdrücken: Ich glaube, Gottes vollkommener Wille ist nicht nur, Sie zu heilen. Sein vollkommener Wille ist, dass Sie *gar nicht erst krank werden!* Aber wenn Sie krank sind, dann gehört seine Heilung Ihnen!

Ich frage Menschen, die über Gott und Gesundheit verwirrt sind: „Warum sollte Gott Krankheiten schicken? Warum sollte Gott zerstören, was er geschaffen hat?" Gott versucht nicht, Sie zu zerstören! Nachdem er Adam und Eva erschaffen hatte, sah er sie an und verkündete: „Es ist sehr gut." (vgl. 1. Mose 1,31) Er sagte nicht: „Seht euch diese kranken Wesen an, die ich gerade geschaffen habe!" Nein, Gott schickt uns keine Krankheiten. In Hosea 4,6 warnt der Herr: *„Mein Volk kommt um aus Mangel an Erkenntnis."* Dieses Verb steht im Hebräischen im Präsens, es gilt also auch heute noch für uns: „Mein Volk kommt derzeit um aus Mangel an Erkenntnis." Gottes Volk leidet *in der Gegenwart*, weil es nicht über das Wissen verfügt, das es braucht, um gesund zu sein!

In der Kirche brauchen wir Zentren *der Ganzheit* – Orte, an denen wir in unserem *Geist, unserer Seele und unserem Körper* geheilt werden können. Wir sollten unsere Leute nicht einfach an eine medizinische Welt ausliefern, die Gott nicht versteht und nicht versteht, wie er uns heilen und ganz machen will. Wenn wir diese Ganzheit wollen, müssen wir die Wahrheit erkennen, wie Gott uns geschaffen hat.

## *Was sagt das Wort Gottes?*

Die Bibel ist eindeutig! Gott möchte uns Wahrheit und Freiheit in unseren Geist, unsere Seele und unseren Körper schenken. Noch einmal: *„Er aber, der Gott des Friedens, heilige euch durch und durch; Geist, Seele und Leib mögen euch unversehrt und untadelig erhalten bleiben bis zur Ankunft unseres Herrn Jesus Christus"* (1. Thessalonicher 5,23 ZÜR).

In einer Welt, die in Frage stellt, ob es Wahrheit überhaupt gibt und sie oft als relativ zu persönlichen Launen neu definiert, bleibt Gottes Wahrheit dieselbe. Sie ist sein Wort – die Bibel. In der Bibel heißt es, dass die *gesamte* Heilige Schrift von Gott inspiriert ist: *„Jede Schrift ist, als von Gott eingegeben, auch nützlich zur Belehrung, zur Widerlegung, zur Besserung, zur Erziehung in der Gerechtigkeit ...“* (2. Timotheus 3,16 REÜ). Da die Bibel Gottes Wahrheit enthält, finden wir dort auch unsere Antworten, was Gesundheit und Ganzheit angeht. Wir finden in ihr die Ursache von Krankheiten und wie wir wieder gesund werden können.

Da Gott in seinem Wort immer wieder Heilungsversprechen gibt, warum leiden dann so viele Söhne und Töchter des Vaters – wie der Rest der Welt – an so vielen Krankheiten?

Haben sich die Verheißungen Gottes geändert? Nein, niemals. Die Verheißungen Gottes geben uns die Grundlage und den Glauben, um Krankheiten zu widerstehen. Wenn Sie die Verheißungen aus der Bibel wegnehmen, was bleibt dann noch? Nichts, worauf Ihr Glaube sich stützen könnte. Ihr Glaube kommt direkt aus dem Hören von Gottes unfehlbarem Wort: *„Also ist der Glaube aus der Verkündigung, die Verkündigung aber durch das Wort Christi“* (Römer 10,17). Sie hören sein Wort und der Glaube erhebt sich in Ihrem Geist, und Sie machen sich diesen Glauben zu eigen. Der Glaube ist für heute, der Glaube ist für jetzt. Heilung und Gesundheit sind für das Hier und Jetzt.

Worin besteht dann die Diskrepanz? Wenn Gottes Wort sagt, dass Heilung das Brot der Kinder ist (vgl. z. B. Matthäus 15,22-28), dass Jesus für den Fluch am Kreuz bezahlt hat (vgl. Galater 3,13) und dass wir durch seine Striemen bzw. Wunden geheilt werden (vgl. Jesaja 53,5), was ist dann mit uns geschehen? Warum erleben wir trotzdem keine Heilungen?

## *Trennung ist die geistliche Ursache von Krankheiten*

Wie ich bereits sagte, bin ich nach mehr als dreißig Jahren Forschung und Erfahrung mit Tausenden von Menschen davon überzeugt, dass die Ursache von etwa 80 Prozent aller chronischen Krankheiten geistlicher Natur ist. Und diese geistliche Ursache ist die direkte Folge davon, dass wir in unserem Leben auf drei sehr wichtigen Ebenen Trennung erleben:

1. Trennung von Gott – von seinem Wort, seiner Person und seiner Liebe
2. Trennung von uns selbst, indem wir uns selbst nicht annehmen und mit Selbsthass, Schuldgefühlen und Scham zu kämpfen haben
3. Trennung von anderen durch einen Bruch in den Beziehungen

In der Bibel bilden das erste und zweite große Gebot die Grundlage für diese Wahrheit. Als Jesus gefragt wurde, welches der Gebote das größte sei, antwortete er: *„Liebe den Herrn, deinen Gott, von ganzem Herzen, mit ganzer Seele und mit deinem ganzen Verstand! Das ist das erste und wichtigste Gebot. Das zweite ist ebenso wichtig: Liebe deinen Nächsten wie dich selbst! An diesen zwei Geboten hängt das ganze Gesetz und die Propheten"* (Matthäus 22,37-39). Mit diesen beiden großen Geboten offenbart Gott die Bedeutung von Liebe und Annahme ohne Trennung. Erstens: Lieben Sie Gott, den Allmächtigen, mit Ihrem ganzen Wesen. Zweitens: Lieben Sie sich selbst, denn Gott hat Sie in seiner Liebe erschaffen. Drittens: Lieben Sie Ihren Nächsten mit der gleichen Liebe, mit der Sie sich selbst lieben, denn Gott hat auch Ihren Nächsten erschaffen. Wenn wir diese Gebote der Liebe nicht befolgen, führt unser Ungehorsam zu einer kritischen Trennung, die zu den geistlichen Ursachen von Krankheit und Elend in unserem Leben führt.

## *Trennung von unserem himmlischen Vater*

*Die erste Ursache von Krankheit ist die Trennung von Gott.* Die Menschheit – also auch die Christen – ist vor allem deshalb krank, weil wir *von Gott, seinem Wort und seiner Liebe getrennt* sind. Wir müssen uns wieder auf den Vater ausrichten und die Wahrheit seiner Liebe zu uns annehmen. Jesus hat uns die tiefe Liebe des Vaters gezeigt, indem er am Kreuz für unsere ewige Erlösung gestorben ist. *„Denn also hat Gott die Welt geliebt, dass er seinen eingeborenen Sohn gab ..."* (Johannes 3,16 LUT). Die Bibel versichert uns, dass Gott uns liebt: *„Und wir haben erkannt und geglaubt die Liebe, die Gott zu uns hat. Gott ist Liebe, und wer in der Liebe bleibt, bleibt in Gott und Gott bleibt in ihm"* (1. Johannes 4,16). Um frei und geheilt zu sein, müssen Sie Gottes Wort glauben, dass er *Sie* wirklich *liebt.*

Leider hat „Religion“ Gott den Vater als unnahbar erscheinen lassen. Es ist einfacher, unsere Liebe auf Jesus als unseren Retter zu richten, weil er seine Liebe zu uns am Kreuz gezeigt hat. Die Menschen fühlen sich vielleicht mehr mit Jesus verbunden. Aber Jesus kam eigens auf diese Erde, um uns mit unserem Vater zu versöhnen – um unsere Sünde auf sich zu nehmen, damit wir nicht wieder vom Vater getrennt sind. *„Aber das alles kommt von Gott, der uns durch Christus mit sich versöhnt und uns den Dienst der Versöhnung aufgetragen hat“* (2. Korinther 5,18 REÜ).

Es liegt dem Vater am Herzen, dass Sie wissen, wie wertvoll Sie für ihn sind. Er bezeichnet Sie als seine Geliebten. *„Zieht nun an als Auserwählte Gottes, als Heilige und Geliebte …“* (Kolosser 3,12). *„Ich werde Nicht-mein-Volk mein Volk nennen und die Nicht-Geliebte Geliebte“* (Römer 9,25). Als Philippus Jesus fragte: *„Zeige uns den Vater“* (Johannes 14,8), antwortete Jesus: *„Wer mich gesehen hat, hat den Vater gesehen“* (Johannes 14,9). Wie Jesus lehrte, sprach und handelte, war ein Spiegelbild des Vaters. Das bedeutet, dass die Liebe des Vaters zu uns der Grund dafür war, dass Jesus die vielen Menschen heilte, böse Geister abwies, Tausende speiste und Menschen von den Toten auferweckte.

Manchmal haben wir keine Verbindung zu Gottes Liebe, weil unser irdischer Vater kein gutes Abbild des himmlischen Vaters war bzw. ist. Viele von uns straucheln in Bezug auf die Liebe des Vaters, weil wir unseren irdischen Vater nie sagen hörten, dass er uns liebt. Überall auf der Welt haben Menschen in unseren Konferenzen zugegeben, dass sie ihren Vater nie diese drei einfachen Worte sagen hörten: „Ich liebe dich.“ Das war auch meine persönliche Erfahrung. Infolgedessen haben wir ein Problem damit, unsere Identität als Söhne bzw. Töchter unseres himmlischen Vaters zu verstehen. Unsere wahre Identität bekommt einen Bruch. Das macht uns krank. Wir wollen auf keinen Fall von unserem himmlischen Vater getrennt sein.

Eines der Dinge, die ich seit Jahren tue, um Menschen zu helfen, mit dem Schaden umzugehen, den ein irdischer Vater angerichtet hat, ist etwas, das ich *Die Vermittlung der Vaterliebe* nenne. Wenn Sie Ihren irdischen Vater noch nie sagen gehört haben: „Ich liebe dich“, dann bitte ich Sie, Ihr Herz zu öffnen und diese Worte für Ihr Leben zu empfangen:

Anstelle des Vaters, der Ihnen nicht gesagt hat, nicht sagen konnte oder wollte – oder vielleicht einfach nicht wusste, wie er es tun sollte – dass er Sie liebt, möchte ich Verantwortung für Ihr Leben übernehmen. Ich frage Sie deshalb: „Wollen Sie ihm vergeben, dass er Ihnen nicht gesagt hat: ‚Ich liebe dich‘?“ Es tut mir sehr leid, dass er das nie getan hat und dass er Sie durch sein schlechtes Verhalten und seine Härte vielleicht verletzt hat, sodass Sie sich innerlich gestrandet fühlen. Dabei hätten Sie ihn doch so sehr gebraucht.
Anstelle dieses Vaters möchte ich Ihnen diese Worte für Ihr Leben mitgeben: „Ich liebe dich. Ich bin sehr stolz auf dich. Ich bin froh, dass du geboren wurdest. Du bist ein guter Sohn bzw. eine gute Tochter.“

Nehmen Sie diese Worte von ganzem Herzen an.

## *Trennung von uns selbst und anderen*

*Das zweite [große Gebot] ist ebenso wichtig: Liebe deinen Nächsten wie dich selbst!* (Matthäus 22,39).

*Die zweite Ursache der Krankheit ist die Trennung von uns selbst.* Ich habe entdeckt, dass es unmöglich ist, sich selbst zu lieben, wenn man die Liebe des Vaters zu sich nicht angenommen hat. Ich habe in den letzten mehr als drei Jahrzehnten Tausende von Menschen gesehen, die intensiv mit Selbsthass, Selbstverachtung, Verbitterung gegen sich selbst und Schuldgefühlen zu kämpfen hatten. Die Liebe des Vaters nicht anzunehmen und sich stattdessen selbst zu hassen, ist eine tief verwurzelte Lüge des Feindes, die viele schwere Krankheiten und Störungen mit sich bringt. Wenn Sie damit zu kämpfen haben, müssen Sie lernen, sich selbst in Ihrer Beziehung zu Gott anzunehmen und sich so zu lieben, wie Gott Sie sieht, und sich nicht auf die Täuschung des Selbsthasses und der Schuldgefühle einzulassen. Gott liebt Sie! Er erklärt es in seinem Wort, wie wir bereits gesehen haben. Dies ist ein wichtiges Bindeglied auf dieser Reise zur Identifizierung der geistlichen Ursache von Krankheiten.

*Die dritte Ursache der Krankheit ist die Trennung von anderen.* Damit öffnen wir Tür und Tor für geistlich verursachte Krankheiten. Unversöhnlichkeit und Bitterkeit können tief in Ihrem Inneren zu einer Wurzel werden, die die Menschen um Sie herum verunreinigt und Ihren Körper extrem anfällig für Krankheiten macht. Die Bibel warnt uns: „... *achtet darauf, dass nicht jemand an der Gnade Gottes Mangel leidet, dass nicht irgendeine* ***Wurzel der Bitterkeit*** *aufsprosst und euch zur Last wird und durch sie viele verunreinigt werden*" (Hebräer 12,15).

Bitterkeit ist eine tief verwurzelte Sünde, weil Sie sich in der Situation für Gott halten, über Recht und Unrecht urteilen und sich entscheiden, nicht zu vergeben. Es ist eine hässliche Sünde, die wie Säure ätzt und Ihre Seele zerfrisst. Zuerst vergiftet sie den Geist und dann den Körper. Seien Sie gut zu sich selbst. Schließen Sie Frieden mit Ihren Familienmitgliedern, kirchlichen Leitern, Brüdern und Schwestern in Christus und allen anderen, von denen Sie verletzt oder beleidigt worden sind. Gott befiehlt es und er weiß, dass es Ihr Leben zerstören wird, wenn Sie in Unversöhnlichkeit und Bitterkeit leben.

Wenn also die Ursache von 80 Prozent aller chronischen Krankheiten geistlicher Natur ist, dann beginnen 80 Prozent aller Heilungen mit der *Wiederherstellung unserer Beziehungen zu Gott, zu uns selbst und zu anderen!* Woher ich das weiß? Nach jahrzehntelangem intensivem Studium von Krankheiten und Tausenden von Fallstudien habe ich erlebt, wie erfolgreich die Anwendung der Wahrheiten sein kann, die Sie im Folgenden erfahren werden. Wir werden auf unserer Reise zur Heilung sehr detailliert darlegen, wie unsere Beziehung zu Gott, zu uns selbst und zu anderen wiederhergestellt werden kann.

## *Von Krankheit geheilt*

Jetzt möchte ich eine Frau namens Christine zu Wort kommen lassen, die zu uns kam, um zu erfahren, wie sie von der Basedow-Krankheit geheilt werden kann.

> Vor über sechzehn Jahren wurde bei mir Morbus Basedow diagnostiziert, eine Autoimmunerkrankung, bei der der Körper das

Gewebe der gesunden Schilddrüse angreift, als wäre es ein Feind. Die Folge ist eine überaktive Schilddrüse, die zu viel des Hormons Thyroxin produziert. Ich kämpfte vierzehn Jahre lang mit der Basedow-Krankheit und hatte deswegen fünf Fehlgeburten. Während meiner „Schilddrüsenstürme“, wenn ich von Herzrhythmusstörungen, Zittern, Angstzuständen und Verwirrung geplagt wurde, hatte ich das Gefühl, den Verstand zu verlieren. Auch meine älteren Kinder dachten, ich würde verrückt werden! Ich war sehr schwach und hatte überhaupt keine Kraft mehr. Zu diesem Zeitpunkt schien es, als würde mein Leben zu Ende gehen, obwohl ich erst Anfang vierzig war. Ich fühlte mich hoffnungslos.

Während der Jahre, in denen ich mit Morbus Basedow kämpfte, versuchte ich viele Wege, um geheilt zu werden. Als die Ärzte und Endokrinologen kein Heilmittel finden konnten, wandte ich mich alternativen Methoden zu, darunter ätherischen Ölen, naturheilkundlichen Ärzten und fünfzehn Nahrungsergänzungsmitteln, die ich jeden Tag einnahm. Die Ergebnisse waren die gleichen: Ich war unheilbar.

Zum Glück hatte ich eine Freundin, die an einem *For-My-Life-Seminar* teilgenommen hatte. Eines Tages sagte sie zu mir: „Ich glaube, du hast einen Geist der Angst.“ Ich wusste nicht, wovon sie sprach, aber ich war neugierig. Ich reiste von Colorado zum *Be-in-Health*-Zentrum in Georgia. Ich erwartete nicht, geheilt zu werden; ich dachte nur, dass man mir vielleicht helfen könnte, mich ein wenig besser zu fühlen. Aber ich hatte mich geirrt. Gott hatte dort so viel mehr für mich. Der ganze Prozess der Wiederherstellung, der mich zur Liebe des Vaters zurückbrachte, war sehr intensiv. Ich kämpfte damit zu glauben, dass ich Gottes geliebtes Kind war. Ich bekannte es immer wieder meiner Familie gegenüber, damit ich meine eigenen Worte hören konnte. Als ich es schließlich selbst glaubte, begann meine Heilung schnell zu verlaufen.

Ich verließ das *For-My-Life-Seminar* im März. Im Mai desselben Jahres hatte ich einen Termin bei meiner Heilpraktikerin in Arizona, die alle meine Bluttests durchgeführt hatte. Nachdem sie mich erneut untersucht hatte, staunte sie über meine Testergebnisse und sagte: „Christine, ich weiß nicht, was Sie getan haben, aber

Ihre Schilddrüse ist völlig normal! Ihre TSH[4]-, T3- und T4-Hormonwerte sind alle normal!“ Sie ordnete eine neue Ultraschalluntersuchung an, und stellte fest, dass mein Kropf vollständig verschwunden war! Ich hatte Tausende von Dollar ausgegeben, um Kliniken aufzusuchen, mit Naturheilmitteln zu experimentieren und über Jahre hinweg täglich diese fünfzehn Nahrungsergänzungsmittel einzunehmen. Meine Heilung kam ohne Medikamente, ohne Nahrungsergänzungsmittel! Mein größter Segen? Ich bekam im Alter von sechsundvierzig Jahren ein Baby! Er ist der perfekte Zuwachs für unsere Familie!

Ich habe in meinem Leben eine echte Wiederherstellung erlebt. Gott hat mir die verlorenen Jahre nicht nur zurückerstattet, sondern hat mir auch in hohem Maß Wiederherstellung geschenkt. Ich fühle mich voller Leben. Ich fühle mich so jung wie seit Jahren nicht mehr und habe viel mehr Energie als je zuvor – und einen beständigen Frieden und Freude. Das Wichtigste, wirklich die wichtigste Botschaft, war die Wiederherstellung der Beziehung zu meinem himmlischen Vater. Ich weiß jetzt wirklich, dass ich von ihm geliebt bin.

[4] Schilddrüsenstimulierendes Hormon.

# Kapitel 3

# Wie sind Krankheiten entstanden?

Bei allen drei geistlichen Trennungen, die wir gerade besprochen haben, werden wir von einem unsichtbaren Feind dazu verleitet, unsere Liebe zu Gott, zu uns selbst und zu anderen zurückzuweisen. Dieser unsichtbare Feind, der einen Ort findet, an dem er sich einschleichen kann, um uns zu zerstören, ist Satan. Jesus nennt ihn einen Dieb und sagt über ihn: *„... der Dieb kommt nur, um zu stehlen und zu schlachten und zu verderben*“ (Johannes 10,10). Der Apostel Paulus warnt uns davor, *„die Absichten* [Satans] *nicht zu kennen“* (2. Korinther 2,11). Mit „Absichten“ sind hier die Methoden, Lügen und Praktiken des Teufels gemeint – die Art und Weise, wie er seit dem Garten Eden intrigiert, um Gottes Volk zu zerstören. Wenn Sie sich auf die Lügen des Feindes einlassen, leiden Sie am Ende unter ihm. Sie müssen wissen, wie der Feind vorgeht. Sie müssen seine Absichten verstehen, damit Sie ihm in Ihrem Leben einen Riegel vorschieben können! Wir müssen uns ansehen, wie das geschieht und wie die Krankheit überhaupt erst entstanden ist.

Wissen Sie, wie viele Krankheiten es gibt? Bis heute wurden über dreitausend Krankheiten und Störungen identifiziert! Woher kommen sie? Sie kommen nicht von Gott! Als er den Menschen schuf, schuf er etwas, das sehr gut war, aber dann kam etwas dazwischen, das nicht gut war. Das ist der Feind, der auf der Lauer liegt und dessen einziges Ziel es ist, Gottes Plan zu durchkreuzen und die Menschen zu zerstören, die Gott geschaffen hat. Sein Name ist Satan, und das Ziel seines finsteren Reiches ist, zu stehlen, zu töten und Gottes Volk auf der Erde zu vernichten.

## *Wie die Krankheit in die Welt kam*

Fangen wir also ganz am Anfang an, mit Adam und Eva.

Laut 1. Mose 2, wandelte Adam „in der Kühle des Abends“ mit seinem Schöpfer, noch bevor Eva auf der Bildfläche erschien. Adam wurde kurz vor der Erschaffung Evas von Gott das erste Gesetz gegeben: *„Und der HERR, Gott, gebot dem Menschen und sprach: Von jedem Baum des Gartens darfst du essen; aber vom Baum der Erkenntnis des Guten und Bösen, davon darfst du nicht essen; denn an dem Tag, da du davon isst, musst du sterben!“* (1. Mose 2,16-17).

Im Garten Eden kam Satan, der große Verführer, zu Eva und veränderte das Wort Gottes. *„Und die Schlange war listiger als alle Tiere des Feldes, die der HERR, Gott, gemacht hatte; und sie sprach zu der Frau: Hat Gott wirklich gesagt: Von allen Bäumen des Gartens dürft ihr nicht essen?“* (1. Mose 3,1). Mit anderen Worten: „Ist es das, was Gott wirklich gesagt hat?“ Als Eva antwortete, Gott habe gesagt, sie würden sterben, wenn sie die Frucht eines bestimmten Baumes essen würden, log Satan, um Gottes Wort zu widersprechen. *„Da sagte die Schlange zur Frau: Keineswegs werdet ihr sterben! Sondern Gott weiß, dass an dem Tag, da ihr davon esst, eure Augen aufgetan werden und ihr sein werdet wie Gott, erkennend Gutes und Böses“* (1. Mose 3,4-5). Mit anderen Worten, er flüsterte ihr die große Täuschung zu, die wir heute noch hören: „Gott hat euch belogen … es gibt wirklich einen besseren Plan.“

Sie wissen, was dann geschah. Eva brach die Frucht ab, aß sie und reichte sie dann ihrem Mann, der direkt neben ihr stand. Sie wiederholte die Lüge des Feindes: „Adam, wir werden nicht sterben; unsere Augen werden für Gut und Böse geöffnet. Es wird uns weise machen!“ – und er aß. Sofort wurden ihre geistlichen Augen geöffnet, doch in diesem Moment überflutete sie nicht die Weisheit, sondern das Böse. Sie sahen ihre Nacktheit vor einem heiligen Gott und versteckten sich vor Angst vor ihm. Adam, der Sohn Gottes, fürchtete sich plötzlich vor dem Einen, mit dem er in perfekter Gemeinschaft gewandelt war.

Als der Abend nahte, war es Zeit für den Herrn, sich mit ihnen zu treffen. In 1. Mose 3 lesen wir, dass der Herr sie suchte und etwa so rief: „Wo bist du, Adam?“ Adam hatte schließlich den Mut, zu antworten: „Hier sind wir, Herr! Hier draußen im Gebüsch.“ „Warum versteckst du dich vor mir, Adam?" „Weil wir nackt sind, Herr." Lesen Sie nun die Worte des Herrn in 1. Mose 3,11: *„Und er* [Gott] *sprach: Wer hat dir erzählt, dass du nackt bist?"* Gott wusste, warum sie sich versteckt hatten. Er wusste, dass es Satan war, der Adam und Eva verführt hatte und sie nun mit Gedanken der Angst, Schuld und Scham überhäufte. Aber er wollte wissen, ob Adam wusste, wer gekommen war, um ihn und seine vollkommene Gemeinschaft mit Gott zu zerstören.

Dies war der Beginn von Adams und Evas Weg in ein Leben der Versuchung und Sünde. Als Adam und Eva rebellierten und dem ersten Gesetz Gottes nicht gehorchten, kamen Sünde und Tod – sowohl geistlich als auch körperlich – in die Welt. Tod und Krankheit kamen durch ihren Ungehorsam auf diesen Planeten. Infolgedessen wurden Sünde, Krankheit und Tod von Generation zu Generation weitergegeben, und wir kämpfen noch heute gegen sie. Dies ist der Ursprung der Krankheit.

Gott sei gedankt, dass er einen Plan hatte, um uns vor dem zu retten, was Satan für unsere totale Zerstörung vorgesehen hatte. Er hatte den Plan, durch seinen Sohn Jesus ein Volk zu erlösen, das ihn lieben würde. Gott gab uns einen Plan für unsere ewige Erlösung durch den Tod und die Auferstehung Jesu Christi. Er hat uns auch einen Plan gegeben, wie wir Satans Pläne in unserem Leben auf der Erde vereiteln können. Warum also halten sich Christen nicht immer an diesen Plan?

## *Es gibt zwei Königreiche*

Dieser Bericht über Adam und Eva offenbart eine wichtige biblische Wahrheit: Krankheit ist kein Zufall, sondern ein von Satan, unserem geistlichen Feind, und seinem dunklen Reich geplantes Ereignis. Viele Christen haben vergessen, dass wir einen verborgenen Feind haben, der es auf unser Verderben abgesehen hat. Erinnern Sie sich noch an den Bibelvers, in dem es heißt: *„Mein Volk kommt um aus Mangel an Erkenntnis"* (Hosea 4,6)? Gott hat hier nicht nur zu den Heiligen des Alten Testaments gesprochen. Ich sehe den gleichen Mangel an Wissen in der heutigen Kirche. Die Menschen haben keine Ahnung von geistlicher Kampfführung.

Die geistliche Welt ist ein Ort, an dem intelligente Wesen existieren, die keine Körper im physischen Sinn haben. Es gibt zwei Reiche in dieser unsichtbaren Welt. Das eine ist das Reich Gottes, das der Vater vom Himmel aus regiert. Der Himmel ist nicht weit weg, er befindet sich nur auf der anderen Seite dessen, was wir sehen können, in einer anderen Dimension. Dann gibt es das Reich der Finsternis, das von gefallenen geistlichen Wesen bewohnt wird und von dem ehemaligen Erzengel Satan regiert wird. Dieses Reich mag in unserem „modernen Zeitalter“ nicht real erscheinen, aber es ist in der Bibel zu unserem Nutzen klar definiert.

Jesus sprach mit großem Bewusstsein über dieses böse Reich, als er sagte: *„Und wenn der Satan den Satan austreibt, so ist er mit sich selbst entzweit. Wie wird denn sein Reich bestehen?“* (Matthäus 12,26). Jesus beschuldigte die Pharisäer, mit dem Bösen gemeinsame Sache zu machen: *„Ihr habt den Teufel zum Vater und ihr wollt das tun, wonach es euren Vater verlangt. Er war ein Mörder von Anfang an. Und er steht nicht in der Wahrheit; denn es ist keine Wahrheit in ihm. Wenn er lügt, sagt er das, was aus ihm selbst kommt; denn er ist ein Lügner und ist der Vater der Lüge“* (Johannes 8,44 REÜ).

Der Apostel Paulus hat uns auch gewarnt, dass unser Kampf im Leben nicht gegen Fleisch und Blut ist, das wir sehen können. *„Denn unser Kampf ist nicht gegen Fleisch und Blut, sondern gegen die Gewalten, gegen die Mächte, gegen die Weltbeherrscher dieser Finsternis, gegen die geistigen Mächte der Bosheit in der Himmelswelt“* (Epheser 6,12). Ihr Kampf richtet sich nicht gegen andere, nicht einmal gegen Sie selbst. Sie kämpfen gegen ein böses Reich voller Gewalten, Mächte, Weltbeherrscher der Finsternis und geistiger Mächte der Bosheit, die Sie mit Ihren physischen Augen nicht sehen können.

Genau wie Adam und Eva kämpfen Sie gegen einen verborgenen Feind, der Sie zu seinem Ebenbild formen will, aber dieses Ebenbild ist das Ebenbild von Krankheit und Tod. Adam und Eva haben sich dieses Bild zu eigen gemacht. Das Bild von Jesus Christus ist das Bild der Ganzheit und des Lebens. Sie müssen lernen, sich auf Jesus und sein Bild einzulassen! Es ist für unser Leben und unsere Gesundheit von entscheidender Bedeutung, dass wir die biblische Wahrheit verstehen, dass es in der geistlichen Welt zwei Reiche gibt: eines der Finsternis und eines des Lichts. Jesus sandte Paulus zu den Menschen, *„... um ihnen die Augen zu öffnen. Denn sie sollen sich von der Finsternis zum Licht und von der Macht des Satans zu Gott bekehren"* (Apostelgeschichte 26,18 REÜ). Zwischen diesen beiden Reichen herrscht ein großer Krieg. Wenn wir nicht verstehen, was in der geistlichen Welt vor sich geht, werden wir Opfer unserer eigenen Unwissenheit.

## *Sie sind nicht ihre Krankheit!*

Lassen Sie sich nicht auf den Geist des Todes ein! Gott hat Sie mit einer Bestimmung und einem Plan geschaffen. Gott hat Sie zum Leben erschaffen. Es ist der Feind, der den Plan Gottes für Sie zunichtemachen will. *Sie sind nicht Ihre Krankheit.* Erinnern Sie sich daran: „Ich mag eine Krankheit *haben*, aber ich *bin keine* Krankheit!" Nennen Sie es nicht „meine Krankheit". Es gibt eine Sünde, die Sie gequält hat, aber Sie sind nicht die Sünde. Sie sind ein Kind Gottes! Nehmen Sie die große Liebe des Vaters zu Ihnen an; er hat Sie dazu berufen, zu ihm zu gehören! *„Ich habe dich je und je geliebt, darum habe ich dich zu mir gezogen aus lauter Güte"* (Jeremia 31,3 LUT). Nicht Sie sind das Problem, sondern der Teufel. Hören Sie auf, auf ihn zu hören!

Mein Wunsch ist es, Ihnen die Augen zu öffnen für Gottes Wahrheit, was die geistliche Ursache aller Krankheiten angeht und wie Sie von Krankheiten frei werden können. Ich möchte, dass Sie sich mir auf diesem Weg der Freiheit anschließen. Ich möchte, dass Sie sich auf das Leben einlassen! Ich möchte, dass Sie alles besiegen, was Gott hasst. Ich möchte Ihnen keine Nachahmung des Humanismus anbieten, sondern die Wahrheit aus Gottes Wort. *„Ihr werdet die Wahrheit erkennen, und die Wahrheit wird euch frei machen"* (Johannes 8,32). Ich möchte, dass Sie frei von den Fesseln und dem Fluch der Krankheit leben. Satan hat vielleicht böse Absichten, aber Gott zeigt uns, wie wir ihn besiegen und gesund sein können.

## Wie wählen wir das Leben?

*„Ich habe dir Leben und Tod, Segen und Fluch vor Augen gestellt; darum wähle das Leben"* (5. Mose 30,19). Mose hat diese Entscheidung vor Tausenden von Jahren dem Volk Gottes vorgelegt, und wir müssen heute dieselbe Entscheidung treffen – die Entscheidung zwischen Leben und Tod, Segen und Fluch. Während seiner letzten Ansprache an die Israeliten gab Mose diese mächtige Botschaft Gottes weiter. *„Ich rufe heute den Himmel und die Erde als Zeugen gegen euch auf: **Das Leben und den Tod** habe ich dir vorgelegt, den Segen und den Fluch! So wähle das Leben, damit du lebst, du und deine Nachkommen"* (5. Mose 30,19).

Leben und Segen entstehen aus dem Gehorsam gegenüber Gott. *„Und es wird geschehen**, wenn du der Stimme des HERRN, deines Gottes, genau gehorchst,** dass du darauf achtest, all seine Gebote zu tun, die ich dir heute befehle, dann wird der HERR, dein Gott, dich als höchste über alle Nationen der Erde stellen. Und **alle diese Segnungen** werden über dich kommen und werden dich erreichen, wenn du der Stimme des HERRN, deines Gottes, gehorchst"* (5. Mose 28,1-2). Achten Sie auf das, was Gott versprochen hat! Wenn sie sich für Gottes Stimme entscheiden würden – *wenn sie sich für das Leben entscheiden würden* – dann würden sie *„als höchste über alle Nationen der Erde"* gestellt sein und es würden sie mehr Segnungen *„erreichen"*, als sie zählen könnten. Diese Segnungen würden sie erreichen, ***wenn*** sie auf den Herrn hörten und ihm gehorchten. Was für ein Versprechen!

Das war jedoch noch nicht das Ende von Moses Botschaft. Er schloss eine Warnung an, die die Israeliten niemals vergessen sollten. *„**Es wird aber geschehen,** wenn du der Stimme des HERRN, deines Gottes, nicht gehorchst, sodass du nicht darauf achtest, all seine Gebote und seine Ordnungen zu tun, die ich dir heute gebiete, dann werden **all diese Flüche** über dich kommen und dich erreichen"* (5. Mose 28,15). In den nächsten dreiundvierzig *Versen* beschrieb Mose die Flüche – die katastrophalen Ereignisse und die Krankheiten –, die Gottes auserwähltes Volk heimsuchen würden, sollten sie sich entscheiden, nicht auf ihn zu hören und seine Gebote nicht zu befolgen. Durch ihren Ungehorsam würden sie sich für die

Lügen des Feindes öffnen, die Flüche zur Folge haben würden … und viele dieser Flüche sind Krankheiten..

Verstehen Sie mich bitte richtig – ich bin kein Anhänger von Gesetzlichkeit. Mir geht es um etwas, das sich Herzensänderung nennt. Mir geht es darum, dass wir das Wort Gottes verstehen, denn es ist die Wahrheit – die Wahrheit, die uns Freiheit von Krankheiten bringt. Manche Leute sagen, das Alte Testament sei nichts für Christen von heute. Im Alten Testament sagt Gott zu seinem Volk, er werde diejenigen segnen, *„die mich lieben und meine Gebote halten“* (5. Mose 5,10). Im Neuen Testament sagte Jesus zu seinen Jüngern: *„Wenn ihr mich liebt, so werdet ihr meine Gebote halten“* (Johannes 14,15). Und in 1. Johannes 5,3 heißt es: *„Denn dies ist die Liebe zu Gott: dass wir seine Gebote halten; und seine Gebote sind nicht schwer.“* In der ganzen Bibel fordert Gott uns auf, seine Gebote zu befolgen, weil dies sein Wille ist, und auch, weil diese Gebote zu unserem Wohl, unserem Schutz und unserer Gesundheit geschaffen wurden.

## *Was genau ist ein Fluch?*

Ungehorsam gegenüber Gott kann einen Fluch der Krankheit nach sich ziehen. Was genau ist ein Fluch? Die Menschen haben Angst vor diesem Wort, und in der Kirche wird heute nicht viel darüber gesprochen. Ich beschloss, eine kleine Wortstudie über das hebräische Wort für *Fluch* auf der Grundlage von 5. Mose 28 durchzuführen. Das erste Wort, das ich für die Bedeutung von *Fluch* fand, war *Herabsetzung*. In dem Moment kam mir eine Bibelstelle aus dem Neuen Testament in den Sinn. Jesus sagte: *„Der Dieb kommt nur, um zu stehlen und zu schlachten und zu verderben. Ich bin gekommen, damit sie Leben haben und es in Überfluss haben“* (Johannes 10,10). Dieser Dieb, Satan, ist der Feind, der Bösewicht in unserem Leben. Mein Studium hat auch ergeben, dass ein Fluch *eine Abschwächung* des Segens ist. Das Wort *Abschwächung* bedeutet „Verringerung“ oder „Reduzierung“. Der Bösewicht, der Satan, kommt also, um den Segen Gottes zu schmälern, zu verringern oder ihm seine Kraft zu nehmen. Der Fluch ist das Werk dieses Bösewichts.

In der Ansprache Moses an die Israeliten in 5. Mose 28 finden wir jede dem Menschen bekannte Kategorie von Krankheiten. Gott nannte diese Krankheiten das Ergebnis eines Fluches – eine Minderung seines Segens. In meinem Dienst begegnete ich viel zu vielen neutestamentlichen Gläubigen, die von genau den gleichen Krankheiten geplagt wurden, wie sie in 5. Mose 28 aufgelistet sind. Sie hatten Autoimmunerkrankungen, Herzkrankheiten, Verdauungsstörungen, Krebs oder Depressionen. Ich begann mich zu fragen: „Warum werden diese biologischen und psychischen Erkrankungen im Alten Testament als Fluch bezeichnet, aber die gleichen Dinge, die bei den Heiligen des neutestamentlichen Bundes vorkommen, werden nicht als Fluch bezeichnet?"

## *Können Flüche heutzutage Christen betreffen?*

Ich meine das sehr ernst. Unsere Welt und sogar die Kirche ist voll von jedem Werk des Teufels, das in 5. Mose 28 als Fluch bezeichnet wird. Krankheiten, Syndrome, Depressionen, Angstzustände, familiäre Zwietracht, Verlust des Arbeitsplatzes – es ist alles dabei. Unser Leben wird angegriffen, nicht nur unser Körper. Das wirft eine wichtige Frage auf: Können Christen heute von Flüchen betroffen sein? Die Bibel sagt uns, dass ein Fluch ohne Ursache – ohne einen Grund für sein Vorhandensein – uns nicht beeinträchtigen kann. *„Wie der Sperling hin und her flattert, wie die Schwalbe wegfliegt, so ein unverdienter Fluch: Er trifft nicht ein"* (Sprüche 26,2).

Hat Christus nicht den Fluch von Adam und Eva durch seinen Tod am Kreuz beendet? *„Christus hat uns losgekauft von dem Fluch des Gesetzes, indem er ein Fluch für uns geworden ist"* (Galater 3,13). Ja, das hat er getan, und durch seinen Tod und seine Auferstehung hat er es uns ermöglicht, in Gerechtigkeit und Ganzheit zu leben.

Wie können dann Christen, die mit dem Blut des Lammes bedeckt sind, unter der Last eines Fluchs stehen? Weil die Auswirkungen des Fluchs *eine Folge des Ungehorsams gegenüber Gottes Wort* sind, und Christen können gegenüber Gottes Wort genauso ungehorsam sein wie die Gläubigen des Alten Testaments. Flüche können kommen, weil wir ihnen die Erlaubnis dazu geben!

Ich spreche hier allerdings nicht davon, dass Christen von einem bösen Geist besessen sind. Ich spreche nicht davon, dass Sie Ihr Seelenheil verlieren. Ich spreche von der Knechtschaft unter dem Feind. Das bedeutet, dass Sie dem Gesetz der Sünde dienen, das Ihnen von Satan angeboten wird, anstatt dem Gesetz Gottes. Ein Fluch, der keine Ursache hat, kann die Erlösung eines Christen nicht beeinträchtigen. Aber er kann in Ihrem Leben Unheil anrichten, wenn Sie dem Bösewicht, der hinter dem Fluch steckt, die Erlaubnis dazu geben. Satan hat nicht alle Macht. Er kann Sie nur mit Ihrer Erlaubnis beeinflussen, wenn Sie sich das Gesetz der Sünde zu eigen machen. Wie können wir dem Teufel diese Erlaubnis geben? *Indem wir Gott und seinem Wort nicht gehorchen und stattdessen dem Gesetz der Sünde gehorchen.* Aber Gott hat uns einen Weg bereitet, um vom Gesetz der Sünde frei zu werden.

Gottes Denken ist überlegen, und Satans Denken ist minderwertig. *„Ihr seid aus Gott, Kinder, und habt sie überwunden, weil der, welcher in euch ist, größer ist als der, welcher in der Welt ist“* (1. Johannes 4,4). Gott, der in Ihnen ist, ist größer als der Feind, der in der Welt ist. Sie entscheiden sich, wem Sie dienen wollen. Gott wird Sie auf Ihrem Weg in die Freiheit nicht im Stich lassen! Bleiben Sie mit mir auf diesem Weg zu Ihrer Gesundheit und Ganzheit. *„Seid stark und mutig, fürchtet euch nicht und erschreckt nicht vor ihnen! Denn der HERR, dein Gott, er ist es, der mit dir geht; er wird dich nicht aufgeben und dich nicht verlassen!“* (5. Mose 31,6). Haben Sie keine Angst vor diesem Kampf. Gott ist unser Sieg!

# Kapitel 4

# Den inneren Krieg gewinnen

Wussten Sie, dass, selbst wenn wir Christen sind, immer noch ein Krieg in uns stattfinden kann? Paulus, ein Apostel Jesu Christi, gestand, dass in seinem Inneren ein Kampf tobte – zwei Gesetze, die um seine Seele kämpften – das Gesetz Gottes und das Gesetz der Sünde. Paulus erklärte:

> *Denn das Gute, das ich will, übe ich nicht aus, sondern das Böse, das ich nicht will, das tue ich. Wenn ich aber das, was ich nicht will, ausübe, so vollbringe nicht mehr ich es, sondern die in mir wohnende Sünde. Ich finde also das Gesetz, dass bei mir, der ich das Gute tun will, nur das Böse vorhanden ist. Denn ich habe nach dem inneren Menschen* ***Wohlgefallen am Gesetz Gottes.*** *Aber ich sehe* ***ein anderes Gesetz in meinen Gliedern,*** *das dem Gesetz meines Sinnes widerstreitet und mich* ***in Gefangenschaft bringt unter das Gesetz der Sünde,*** *das in meinen Gliedern ist. Ich elender Mensch! Wer wird mich retten von diesem Leibe des Todes? –* ***Ich danke Gott durch Jesus Christus, unseren Herrn!*** (Römer 7,19-25).

## *Paulus' innerer Krieg*

Der Kampf zwischen dem Gesetz der Sünde und dem Gesetz Gottes, der in Paulus vor zweitausend Jahren stattfand, findet auch heute noch in uns statt. Sie werden vielleicht fragen: „Ich dachte, wir ständen nicht mehr unter dem Gesetz?" Wenn Paulus hier über das Gesetz Gottes spricht, meint er keine Regeln, sondern Gottes Wesen.

Gottes Gesetz ist ein Spiegelbild von seiner Gerechtigkeit. Gott ist gut; Gott ist Liebe; Gott ist Gerechtigkeit; Gott ist Barmherzigkeit; Gott ist Vergebung; Gott ist Treue. Diese Dinge und mehr sind sein Wesen und seine Gerechtigkeit – das Gesetz, das Gott versprochen hat, in unsere Herzen zu schreiben. *„Meine Gesetze gebe ich in ihren Sinn und werde sie auch auf ihre Herzen schreiben; und ich werde ihnen Gott und sie werden mir Volk sein"* (Hebräer 8,10).

Auf der anderen Seite des Kampfes findet sich das Gesetz der Sünde, welches das Wesen Satans ist: Rebellion, Gesetzlosigkeit, Hass, Mord, Böses und Unwahrheiten. Das Gesetz der Sünde wird immer versuchen, durch Versuchung mit dem Gesetz Gottes zu konkurrieren. In diesem Kampf sagt Paulus: „Das, was ich nicht tun möchte, das tue ich; und das Gute, das ich tun möchte, das tue ich nicht." Das klingt ziemlich genau wie bei uns, nicht wahr? Wie oft stellen Sie fest, dass alle möglichen Dinge, Umstände, Gedanken, Versuchungen und wer weiß, was noch, Ihren Weg behindern? Der Apostel Paulus identifiziert sich mit Ihnen. Als Apostel hatte er seinen eigenen Weg der Überwindung. Er teilte ihn uns mit, als er gestand, dass er manchmal genau die Dinge tat, die er nicht tun wollte.

Wenn er sagt: *„Wenn ich aber das, **was ich nicht will,** ausübe ..."* (Römer 7,20), sagt Paulus im Grunde: „Wenn ich Unversöhnlichkeit praktiziere, überkommt sie mich. Ich hasse es. Ich weiß, dass ich immer vergeben sollte, aber aus irgendeinem Grund ertappe ich mich dabei, dass ich Groll hege, Unrecht festhalte und Unversöhnlichkeit praktiziere. Ich hasse Unversöhnlichkeit, aber ich kann mich nicht davon abhalten, Unversöhnlichkeit *auszuüben."* Das ist dasselbe, wie zu sagen, dass das Gesetz Gottes – das Gesetz der Vergebung – böse und das Gesetz der Unversöhnlichkeit gut ist. Diese beiden Gesetze kämpfen also in Ihrem Inneren gegeneinander. Das Gesetz und das Wesen Gottes bringen Ihnen Gesundheit. Das Gesetz der Sünde und das Wesen Satans bringen Ihnen Krankheit. Die Frage, die Sie sich stellen müssen, ist: Von welchem Gesetz werden ich heute beeinflusst?

## *Die Schlinge des Feindes*

Als ich vor über dreißig Jahren den Herrn fragte, warum ich in meinem Dienst als Pastor nicht mehr Heilung erlebte, führte mich Gott zu 2. Timotheus 2,24-26 (NEÜ):

> *Ein Diener des Herrn soll aber nicht streiten, sondern allen freundlich begegnen. Er sollte lehrfähig sein und sich nicht provozieren lassen, Widerspenstige aber mit Güte und Geduld zurechtweisen. Vielleicht gibt Gott ihnen ja die Möglichkeit zur Änderung ihrer Einstellung. Dann erkennen sie die Wahrheit, kommen wieder zur Besinnung und können sich* ***aus der Schlinge befreien, in der sie der Teufel für seine Absichten gefangen hält.***

Wow, was? *„... sich aus der Schlinge befreien, in der sie der Teufel für seine Absichten gefangen hält"!* „Herr", betete ich, „dieser Brief ist an Christen geschrieben; wie kann das geschehen?" Mir wurden die Augen geöffnet, als ich erkannte, was Paulus damit sagen wollte. Seine Worte zeigen, dass es im Leben eines Christen etwas geben kann, das dem Teufel das Recht gibt, ihn gefangen zu halten, ihm seinen Segen zu rauben und ihn krank zu machen. Ich möchte Sie daran erinnern, dass nicht alle Krankheiten auf diese Weise auf die Menschen kommen. Nicht jede Krankheit hat Sünde als geistliche Ursache, aber ich habe zweifellos festgestellt, dass ein großer Teil der chronischen Krankheiten, mit denen ich konfrontiert wurde, eine geistliche Ursache haben.

Jesus hat im Neuen Testament das Gesetz der Sünde und die Heilung mehr als einmal miteinander in Verbindung gebracht. Als er dem gelähmten Mann am Teich von Bethsaida begegnete, heilte Jesus ihn, indem er ihm sagte, er solle sein Bett aufheben und gehen. Stunden später trafen sie sich erneut im Tempel. Diesmal sagte Jesus demselben Mann, dass er nun, da er geheilt sei, nicht mehr sündigen solle, sonst würde ihm etwas viel Schlimmeres zustoßen. *„Danach findet Jesus ihn im Tempel, und er sprach zu ihm: Siehe, du bist gesund geworden. Sündige nicht mehr, damit dir nichts Ärgeres widerfährt!"* (Johannes 5,14). Dieser Mann war durch das Gesetz der Sünde krank geworden; Jesus ermutigte ihn, nicht mehr zu sündigen.

In anderen Fällen verwendete Jesus sowohl die Worte „Du bist geheilt" als auch „Deine Sünden sind dir vergeben", wenn er jemanden heilte. In Matthäus 9,1-5 und in Markus 2,5-10 wird die gleiche Heilung berichtet. *„Und siehe, sie brachten einen Gelähmten zu ihm, der auf einem Bett lag; und als Jesus ihren Glauben sah, sprach er zu dem Gelähmten: Sei guten Mutes, Kind, deine Sünden sind vergeben"* (Matthäus 9,2). Und der Mann wurde geheilt; er stand auf und konnte gehen. Wie wir aus der Heiligen Schrift ersehen können, kann es durchaus einen Zusammenhang zwischen Krankheit und dem Gesetz der Sünde in unserem Leben geben.

## *Buße ist kein schlechtes Wort*

> *So führt Gott sie vielleicht noch zur Umkehr, dass sie zur Erkenntnis der Wahrheit kommen und, nüchtern geworden, sich aus der Schlinge befreien, mit der der Teufel sie eingefangen hat, damit sie ihm zu Willen seien* (2. Timotheus 2,25-26).

Paulus hat uns dieses Wort mitgeteilt, denn wenn wir die Wahrheit über Gottes Gesetz, über Gottes wahres Wesen kennen, bringt uns das zur *Buße*[1]. Buße ist kein schlechtes Wort. Es bedeutet nicht, dass Sie kein Christ oder ein schlechter Mensch sind. Paulus sprach zu den Gläubigen des Neuen Testaments, als er über Buße sprach. Können Sie sich vorstellen, zum Vater, dem Herrn der Schöpfung, zu gehen und zu sagen: „Vater, es tut mir leid. Ich komme zu dir in Jesu Namen, Vater. Ich habe dem Gesetz der Sünde Satans nachgegeben. Ich habe es befolgt, aber ich hasse es. Ich will es nicht mehr tun. Wie dein Wort es sagt, ist es nicht gut für mich. Ich komme zu dir, um die Verantwortung für meine Sünde zu übernehmen, und ich bereue, dass ich zugelassen habe, dass sie mein Leben beherrscht. Bitte vergib mir!"

Ist das schwer? Oft müssen wir uns zuerst mit der Sünde und den geistlichen Problemen auseinandersetzen, die unser Herz beeinflussen,

[1] Mit Buße tun ist hier ein Bereuen und eine Sinnesänderung gemeint. In diesem Buch werden die Begriffe „Buße", „Umkehr" und „Sinnesänderung" synonym verwendet, ebenso „Buße tun", „umkehren" und „umdenken".

bevor wir geheilt werden können. Das ist ein direkt vom Himmel verschriebenes Rezept, und es kann Sie vor unheilbaren Krankheiten bewahren! Sie können eine Menge tun, um Krankheiten in Ihrem Leben zu verhindern. Lesen Sie diese Wahrheiten sorgfältig und machen Sie sie sich zu eigen. Wir beschäftigen uns oft so intensiv damit, Symptome festzustellen und Krankheitsbilder zu definieren, dass wir gar nicht bedenken, warum wir überhaupt krank geworden sind.

Wenn wir uns zum ersten Mal an Gott wenden und anerkennen, dass Jesu Christus für uns gestorben und auferstanden ist, erleben wir die *Umkehr* (Buße) von unseren Sünden. Das ist unsere *Errettung.* Es wäre schön, wenn wir, sobald wir Christen geworden sind, nie wieder sündigen würden, aber so ist es nicht. Im 1. Johannesbrief steht, dass Christen immer noch sündigen, dass Gott aber immer gnädig ist, uns die Sünden zu vergeben: *„Wenn wir sagen, dass wir keine Sünde haben, betrügen wir uns selbst, und die Wahrheit ist nicht in uns. Wenn wir unsere Sünden bekennen, ist er treu und gerecht, dass er uns die Sünden vergibt und uns reinigt von jeder Ungerechtigkeit"* (1. Johannes 1,8-9).

Auch die Heiligung spielt eine wichtige Rolle dabei, dass wir frei von Krankheiten werden. Als Christen müssen wir weiterhin für Dinge in unserem Leben Buße tun, die nicht von Gott sind. Das ist unsere *Heiligung. Die* Heiligung ist ein lebenslanger Prozess für den Christen, in dem wir – durch die Freuden und Prüfungen des Lebens und durch unseren Gehorsam gegenüber Gott – lernen, „in Neuheit des Lebens [zu] wandeln": *„... damit, wie Christus aus den Toten auferweckt worden ist durch die Herrlichkeit des Vaters, so auch wir in Neuheit des Lebens wandeln"* (Römer 6,4b). Die Heiligung ist Gottes Plan für uns. Unsere Aufgabe ist es, seine Wahrheit anzunehmen, davon umzukehren, dass wir in bestimmten Punkten dem Gesetz der Sünde folgen, und ihm zu erlauben, uns in sein Bild zu verwandeln.

## *Es geht um Überführung, nicht um Verurteilung!*

Es ist dabei wichtig, dass Sie auf Gottes Wahrheit über die Sünde in Ihrem Leben nicht mit Selbstverurteilung reagieren. Wir werden vom Heiligen Geist von unseren Sünden überführt, damit wir umkehren und frei werden, nicht, um verurteilt zu werden. Die Überführung durch den Heiligen Geist hilft uns, unsere Sünde zu erkennen, sodass wir sie bereuen und in der Freiheit Jesu Christi wandeln können. *„So gibt es jetzt keine Verdammnis mehr für die, welche in Christus Jesus sind, die nicht gemäß dem Fleisch wandeln, sondern gemäß dem Geist"* (Römer 8,1 SLT). Das alles gehört zum Prozess unserer Heiligung, unserer Veränderung, während wir in ihm wachsen.

Unsere größte Ermutigung ist dabei, dass der Heilige Geist da ist, um uns während des gesamten Heiligungsprozesses zu helfen. Die Bibel sagt uns: *„Wir alle aber schauen mit aufgedecktem Angesicht die Herrlichkeit des Herrn an und werden so verwandelt in dasselbe Bild von Herrlichkeit zu Herrlichkeit, wie es vom Herrn, dem Geist, geschieht"* (2. Korinther 3,18). Die Worte *„in dasselbe Bild verwandelt werden"* stehen im Präsens, in der progressiven Zeitform. Das bedeutet, dass die Verwandlung in das Bild Christi ein fortlaufender Prozess ist. Wir werden Christus immer ähnlicher, während wir unser Leben lang die Heiligung vollziehen.

Verstehen Sie bitte, dass Gott Ihr Leben nicht für Sie leben wird. Deshalb gibt Gott Ihnen die Verantwortung, an die Wahrheit des Wortes zu glauben, was den Kampf mit dem Gesetz der Sünde angeht. Sie müssen die Verantwortung für diesen Sieg übernehmen und aktiv werden; Sie müssen sich entscheiden, aufzuwachen, ein Überwinder zu sein und sich den Dingen des Feindes in Ihrem Leben zu stellen und sie in Jesu Namen zu besiegen. Lassen Sie sich auf den Prozess der Heiligung durch Gott ein, damit Sie in der Freiheit von Jesus Christus leben können!

## *Unversöhnlichkeit und Krankheit*

Vor fast zwanzig Jahren erschien in der Zeitschrift *Newsweek* ein Artikel, der die Wissenschaft aufschreckte.[2] Es wurde herausgefunden, dass Vergebung und Unversöhnlichkeit die menschliche Gesundheit beeinflussen. Als die Medizin dies entdeckte, erklärte sie Unversöhnlichkeit zu einer Krankheit. Sie nannten sie eine Krankheit,

[2] Jerry Adler, „Forgive and Let Live" („Vergeben und leben lassen"), *Newsweek*, 3. Oktober 2004, https://www.newsweek.com/forgive-and-let-live-129513.

weil sie ihre Auswirkungen auf den menschlichen Körper erkannten. Die Bibel nennt sie jedoch nicht so. Die Bibel nennt Unversöhnlichkeit eine Sünde.

Unser größtes Problem bei der Überwindung von Krankheiten ist, dass die Menschen geheilt werden wollen, ohne die Sünden loszuwerden, die die Ursache der Krankheit sind. Eines der größten Hindernisse für die Heilung ist die Sünde der Unversöhnlichkeit. Wenn Sie sich entscheiden, nicht zu vergeben, folgen Sie dem Gesetz der Sünde. Unversöhnlichkeit ist eine der geistlichen Ursachen von Krankheiten. Halten Sie nicht an dem von anderen begangenen Unrecht fest. Seien Sie ein Täter des Wortes. Vergeben Sie!

Ich möchte mit Ihnen über die Macht der Reue über Unversöhnlichkeit bei der Heilung von Krankheiten sprechen. Vor einigen Jahren hatte ich die Gelegenheit, eine fünfzigjährige Pastorenfrau zu betreuen, bei der Brustkrebs im vierten Stadium diagnostiziert wurde. Der Krebs hatte Metastasen gebildet und die Ärzte machten ihr keine Hoffnung auf Überleben. Ihr Mann und die Ältesten ihrer Kirche hatten für sie gebetet, aber es gab keine Veränderung. Ihr Arzt, der auch Mitglied ihrer Kirche war, hörte von meiner Arbeit über die geistlichen Ursachen von Krankheiten und sagte zu ihr: „Vielleicht sollten Sie Pastor Wright anrufen."

Ihr Mann rief mich an, und dann kam seine Frau ans Telefon. Was danach folgte, war ein sehr offenes Gespräch. Diese Frau wollte ein weiteres Gebet für eine übernatürliche Heilung haben, aber ich suchte nach der geistlichen Ursache ihrer Krankheit, damit sie geheilt und befreit werden konnte. Ich sagte ihr: „Es haben schon viele für Sie gebetet. Wir müssen dem Wort Gottes folgen, was das Gesetz der Sünde und der Krankheit betrifft." Als wir über den Kampf gegen das Gesetz der Sünde sprachen, begann sie ihr Herz zu ergründen. Schließlich fragte ich sie: „Hegen Sie Unversöhnlichkeit oder Bitterkeit gegenüber einer anderen Frau?" Warum stellte ich diese Frage? Weil in den drei Jahrzehnten, in denen ich nun schon gegen Krankheit kämpfe, ein hoher Prozentsatz der Fälle gezeigt hat, dass eine Frau, die an Brustkrebs erkrankt, Bitterkeit und Unversöhnlichkeit in ihrem Leben hat, oft gegenüber einer anderen Frau.

Nach meiner Frage wurde die Frau sehr still. Dann gab sie zu: „Ja, das tue ich." Ich freute mich innerlich, wollte es mir aber nicht anmerken lassen, da ich wusste, dass wir uns in die richtige Richtung bewegten. In Jakobus 5,16 steht: *„Bekennt nun einander die Sünden und betet füreinander, damit ihr geheilt werdet!"* Ich wusste, dass ihre Heilung das bekennen ihrer Sünde, Umkehr und Vergebung erforderte.

## *Übernehmen Sie Verantwortung für ihr Leben*

Ich fragte diese Frau, was sie dachte, was sie als Nächstes tun sollte. „Ich glaube, ich muss gegenüber dem Vater Buße tun." Sie dachte noch einmal nach und sagte dann: „Nun, ich denke, was ich tun muss, ist, es nicht nur dem Vater zu bekennen. Ich muss diese Frau kontaktieren, ihr beichten, dass ich diese Bitterkeit hatte, und sie bitten, mir zu vergeben." Sie rief sie an und sagte: „Ich war nicht bereit zu vergeben. Das hasse ich. Es ist eine Sünde in meinem Leben. Bitte, vergib mir." Ich wusste, dass ihr vergeben werden würde, wenn sie dem Vater beichtete und auch diese Frau um Vergebung bat. *„Denn wenn ihr den Menschen ihre Verfehlungen vergebt, so wird euer himmlischer Vater euch auch vergeben"* (Matthäus 6,14 SLT). Natürlich heißt es in der Schrift weiter: *„Wenn ihr aber den Menschen ihre Verfehlungen nicht vergebt, so wird euch euer Vater eure Verfehlungen auch nicht vergeben"* (Vers 15 SLT). Das dürfen wir nicht vergessen. Wir müssen vergeben!

Anderen zu vergeben ist einer der wichtigsten Schlüssel, um von Gott zu empfangen. Die Frau dieses Pastors traf die lebensverändernde Entscheidung, die Verantwortung für ihre Unversöhnlichkeit gegenüber dieser anderen Frau zu übernehmen. Sie ging mit einem reinen Herzen der Überführung auf sie zu, um ihr zu vergeben und sie um Vergebung zu bitten. Auch wenn der Krebs bereits Metastasen gebildet hatte, wusste ich, dass die Macht des Kreuzes die Macht des Feindes über sie brechen würde.

Ich habe nie wieder etwas von ihr gehört. Aber einige Monate später erhielt ich mit der Post ein Buch mit dem Titel *The Biblical Guide to Alternative Medicine*[3], das Dr. Michael Jacobson, der Autor, signiert hatte. Er war der Arzt der Frau, der ihre Kirche in

[3] dt. „Der biblische Leitfaden für alternative Medizin".

Cincinnati besuchte und ihr geraten hatte, mich anzurufen. Als ich sein Buch las, entdeckte ich, dass die Frau des Pastors vollständig von ihrem Krebs geheilt worden war! Gott war seinem Wort treu!

Wie kam es zu ihrer Heilung? Ich habe ihr einfach die Wahrheit gesagt. Sie musste gehorsam sein und den Rest tun. Ihr Herz öffnete sich und sie unterwarf sich Gott, indem sie ihre Sünde gegenüber dieser anderen Frau bekannte und bereute. Sie wurde zu einer Täterin des Wortes und nicht nur zu einer Hörerin. *„Seid aber Täter des Wortes und nicht allein Hörer, die sich selbst betrügen!"* (Jakobus 1,22). Warum sollen wir ein Täter des Wortes werden? Damit wir uns nicht mehr *selbst betrügen* und uns aus der Schlinge des Teufels (vgl. 2. Timotheus 2,26) befreien können!

## *Warum sollten sie die Sünde anderer auf sich nehmen?*

Ich habe bereits gesagt, dass 20 Prozent der chronischen Krankheiten keine geistliche Ursache haben. Wenn Sie jedoch eine Krankheit haben, würden Sie dann nicht in der Heiligen Schrift nachschlagen und Ihr Herz erforschen wollen? Würden Sie nicht mit dieser Bitte aus Psalm 139 zu Gott gehen: *„Erforsche mich, Gott, und erkenne mein Herz. Prüfe mich und erkenne meine Gedanken! Und sieh, ob ein Weg der Mühsal bei mir ist, und leite mich auf dem ewigen Weg!"* (Psalm 139,23-24)? Löst es in Ihrem Inneren eine starke Reaktion aus, wenn Sie an eine bestimmte Person denken? Dann überlegen Sie, ob Sie dieser Person gegenüber vielleicht Unversöhnlichkeit oder Groll in Ihrem Herzen hegen. Wenn das, was Sie von Ihrer Heilung abhält, das Gesetz der Sünde ist – das Gegenteil des Wortes Gottes –, möchten Sie dann nicht lieber Buße tun und zu einem Leben der Ganzheit und Gesundheit überwechseln? Bekennen Sie es vor dem Herrn und seien Sie frei!

Wenn Sie sich stattdessen entscheiden, dem Gesetz der Sünde zu folgen und einer anderen Person Unrecht zuzufügen, wird dies wahrscheinlich eine Krankheit in Ihrem Körper hervorrufen. Und das gilt, obwohl diese Person gegen Sie gesündigt hat – Ihnen Unrecht getan, sie verraten hat. Es war ihre Sünde. Aber weil Sie daraufhin mit dem Geist der Bitterkeit übereingestimmt haben, haben Sie jetzt eine Krankheit.

Ich muss Ihnen eine sehr ernste Frage stellen. Ich möchte nicht, dass Sie diese Frage jemals vergessen, solange Sie leben, denn Ihr Leben hängt davon ab. *Warum sollten Sie die Sünden einer anderen Person in Ihren Körper aufnehmen?*

Jesus hat diese Sünde auf sich genommen, damit Sie es nicht tun müssen. Er hat der Person vergeben. Er ging ans Kreuz, und während er dort im Sterben hing, bat er seinen Vater, genau der Person zu vergeben, der Sie heute nicht vergeben wollen. Wenn Sie das Versagen einer anderen Person gegen Sie in Ihr Herz und in Ihren Körper aufnehmen, müssen Sie damit rechnen, dass Sie zu Lebzeiten Probleme bekommen werden. Seien Sie gut zu sich selbst und vergeben Sie der Person. Lassen Sie die Person los, bringen Sie Ihr Herz mit Gott ins Reine und gehen Sie dann in Freiheit weiter. Die Erinnerung wird Ihnen bleiben, aber Gott wird den Schmerz heilen. Das Beste, das Sie für sich selbst tun können, ist, anderen zu vergeben.

## *Seien Sie keine leichte Beute für Satan!*

Gefühle können eine Quelle der Versuchung sein, die aus dem Reich des Satans kommt. So war es auch bei Adam und Eva. Sie hatten Gefühle und Gedanken. Sie ließen sich darauf ein. Dann folgten sie ihnen. Glauben Sie etwa, Sie seien keine leichte Beute für Satans Versuchungen? Glauben Sie bitte nicht, dass Sie nicht vom Gesetz der Sünde versucht werden oder dass Sie stärker als Paulus sind, wenn es darum geht, die Versuchung zu überwinden! Was ist mit Petrus? Beim letzten Abendmahl sagte Petrus im Grunde zu Jesus: „Heute Nacht werde ich diesen Tod mit dir sterben." Der Herr sah ihn über den Abendmahlstisch hinweg an und antwortete: „Petrus, heute Nacht wirst du mich dreimal verleugnen!" (vgl. z. B. Lukas 22,31-34).

Es ist klar, dass in uns ein Kampf im Gange ist. Gott hat Satan besiegt, aber der streift noch immer wie ein gefräßiger Löwe durch die Welt und sucht nach solchen, die er verschlingen kann. *„Seid nüchtern, wacht! Euer Widersacher, der Teufel, geht umher wie ein brüllender Löwe und sucht, wen er verschlingen kann"* (1. Petrus 5,8). Gott möchte uns durch sein Wort und seinen Heiligen Geist frei machen, aber der Feind möchte uns durch seine Lügen und Täuschungen gefangen nehmen. Sie haben die Wahl. Wen wollen Sie zu Ihrem Herrn machen?

## *Die Macht der Gnade und Barmherzigkeit*

Bitte lassen Sie sich nicht entmutigen und haben Sie keine Angst vor dem Kampf, den wir zwischen dem Gesetz der Sünde und dem Gesetz Gottes führen müssen. Gott zeigt uns die Wahrheit, damit er uns frei machen kann. *„Wenn nun der Sohn euch frei machen wird, so werdet ihr wirklich frei sein"* (Johannes 8,36). Als Paulus den fundamentalen Kampf in seinem eigenen Leben betrachtete, rief er: „Wer wird mich retten?" Seine Antwort ist dieselbe wie unsere Antwort heute! *„Ich elender Mensch! Wer wird mich retten von diesem Leibe des Todes? – Ich danke Gott durch Jesus Christus, unseren Herrn!"* (Römer 7,24-25). Unser Sieg in diesem Kampf kommt von unserem Herrn Jesus Christus!

Leben, Tod und Auferstehung Jesu haben uns die Gnade und Barmherzigkeit des Vaters gebracht. Die Gnade Gottes gibt uns die Kraft, die richtigen Entscheidungen zu treffen. Gottes Gnade lehrt uns die Dinge, die wir als Kinder Gottes wissen müssen, und der Heilige Geist gibt uns die Kraft, den Einfluss Satans und das Gesetz der Sünde in unserem Leben zu besiegen. Der Kompagnon der Gnade ist die Barmherzigkeit. Barmherzigkeit ist die Zeit, die Gott uns gibt, um herauszufinden, was er uns durch sein Wort und durch seinen Geist sagt. Danken Sie Gott, dass wir im Zeitalter seiner Gnade und Barmherzigkeit leben!

## *In Liebe auf Gott eingehen*

Durch Jesus Christus hat Gott die Macht des Gesetzes beseitigt und uns die Möglichkeit gegeben, mit unserem Herz auf ihn einzugehen – nicht aus Angst, nicht aus Gesetzlichkeit, sondern weil er uns liebt und wir ihn lieben. Sie können „gehen und nicht mehr sündigen" und dem Herrn erlauben, Sie in seiner Gnade und Barmherzigkeit zu erneuern. Das ist ein täglicher Vorgang für jeden von uns.

Öffnen Sie Ihr Leben nicht für die Lügen Satans. Manchmal fallen wir auf seine Täuschung herein und merken es nicht einmal. Halten Sie Ihre geistlichen Augen offen für die Wahrheit von Gottes Wort. Sie müssen der Unversöhnlichkeit nicht gehorchen. Sie müssen dem Zorn nicht gehorchen. Sie müssen der Angst nicht gehorchen. Sie müssen der Lust nicht gehorchen. Sie müssen der Scham nicht gehorchen. Sie müssen nichts gehorchen, was nicht Gottes Wesen entspricht. Wenn Sie alles getan haben, um zu widerstehen, dann bleiben Sie einfach dabei, Mann oder Frau Gottes! Bleiben Sie einfach standhaft (vgl. Epheser 6,13)! Lassen Sie den Feind Ihre Entschlossenheit erkennen. „... *stellt auch nicht eure Glieder der Sünde zur Verfügung als Werkzeuge der Ungerechtigkeit, sondern stellt euch selbst Gott zur Verfügung als Lebende aus den Toten und eure Glieder Gott zu Werkzeugen der Gerechtigkeit!*“ (Römer 6,13). Sie müssen diese Entscheidung treffen.

Werden Sie sich die Freiheit aneignen, die der Vater durch das Blut seines Sohnes für Sie erworben hat? Werden Sie sich für das Wesen und das Gesetz Gottes oder für das Gesetz der Sünde entscheiden? Entscheiden Sie sich für Vergebung, Liebe und Frieden – oder entscheiden Sie sich für Unversöhnlichkeit, Bitterkeit, Hass, Angst und Sorge? Gott hat Ihnen eine Wahl gelassen. Wählen Sie das Leben!

# Kapitel 5

# Wer steuert unsere Gedanken?

Woher kommen unsere Gedanken? Stammt alles, was wir denken, von uns selbst? Bei Christen ist es so, dass einige unserer Gedanken vom Heiligen Geist und einige unsere eigenen sind. Einige unserer Gedanken sind auch vom Feind, von Satan. Ihr Körper *reagiert* darauf, wer Sie in Gedanken sind. Das ist für einen Gläubigen nichts Neues. Gott hat uns bereits gesagt: *„Denn wie er in seinem Herzen denkt, so ist er* (Sprüche 23,7 KJV). Gott wusste, wovon er sprach! Es ist eine biologische Wahrheit, dass die Dinge, über die wir nachdenken und bei denen wir verweilen, tatsächlich Teil dessen werden, was wir sind. Wir werden niemals die geistlichen Ursachen von Krankheiten finden, wenn wir nicht zuerst die Biologie verstehen, wie unsere Gedanken unseren Körper beeinflussen.

Auch im medizinischen Bereich ist dies kein neues Konzept. Die Wissenschaft hat den Zusammenhang zwischen Körper und Seele schon vor langer Zeit entdeckt. Dies wird in allen medizinischen Ausbildungsstätten gelehrt. Was *nicht gelehrt* wird, sind die Zusammenhänge zwischen *Geist, Seele* (Gedanken) und Körper. Infolgedessen erkennen nicht viele Menschen, dass es nicht nur einen Zusammenhang zwischen Körper und Gedanken gibt, sondern dass auch unser Geist beteiligt ist – es ist eine Verbindung zwischen *Geist, Seele und Körper*. Ich betone noch einmal, dass Sie diese Wahrheit verstehen müssen, um frei von Krankheiten zu werden.

Wir eignen uns den Sinn Christi an, indem wir über sein Wort meditieren, so denken wie er denkt und uns Gottes Wege und sein Wesen zu eigen machen. Wir sollen in Bezug auf Gottes Wort vorankommen und nicht in Wahrheit und Wissen schrumpfen. Sie müssen wissen, wie Sie sich den Geist Christi aneignen können, da Ihr Geist bei den geistlichen Ursachen von Krankheiten eine entscheidende Rolle spielt. Sie müssen verstehen, dass nicht alle unsere Gedanken von uns selbst kommen. Einige von ihnen stammen von unserem Feind. Und in diesen Gedanken stecken die Ursachen für Krankheiten.

## *Der Ursprung unserer Gedanken*

Wir haben bereits festgestellt, dass Gott ein Geist ist, dass der Feind ein Geist ist und dass Sie ein Geist mit einer Seele und einem Körper sind. Gott kommuniziert mit uns von Geist zu Geist. Leider gilt das auch für den Feind. Sie empfangen Gedanken auf der Ebene des Geistes – in Ihrem Inneren – und speichern sie auf der Ebene der Seele ab – in Ihrem Verstand und Ihren Gefühlen. Das Wichtigste, was Sie über Ihre Gedanken wissen müssen, ist, dass sie vielleicht nicht von Ihnen stammen! Sie können von Ihnen, vom Heiligen Geist oder aus dem Reich Satans stammen. Deshalb ist es für Ihre Gesundheit so wichtig, dass Sie verstehen, dass Ihre Gedanken unterschiedliche Ursprünge haben.

Wenn uns ein Gedanke durch den Kopf geht, gehen wir natürlich davon aus, dass er von uns kommt. Er könnte uns aber auch von einem unsichtbaren Feind aus einem unsichtbaren Reich eingegeben worden sein, der ihn dann in der ersten Person so klingen lässt, als wäre er von uns. Satan verführt uns mit negativen Gedanken; er gibt uns die Gedanken ein, wiederholt sie und wir werden dazu verleitet, sie als unsere eigenen zu akzeptieren. Wir nehmen sie an und machen sie uns zu eigen. Dann benutzt der Feind dieselben Gedanken, um uns geistlich, psychisch und biologisch zu kontrollieren. Diese Gedanken sind das, was die Bibel Versuchungen nennt.

## *Die Versuchung trainiert Sie*

Wir sind uns bewusst, dass die Welt das, was die Bibel als Versuchung bezeichnet, als negative Emotionen oder psychische Defekte umdefiniert hat. Diese Menschen bestehen darauf, dass es sich nur um emotionale Probleme handelt, nicht um geistliche. Aber das ist nicht das, was Jesus gelehrt hat. Jesus lehrte, dass es sich um geistliche Probleme handelt. Zu viele Christen wissen leider nicht, was Versuchung ist. Sie tun so, als gäbe es Versuchung und Sünde nicht mehr. Sie tun die Versuchung ab oder bezeichnen sie als menschliches Problem; manche begeben sich sogar in einen veränderten Bewusstseinszustand durch verschreibungspflichtige Medikamente, um sie zu vermeiden. Aber „aus den Augen, aus dem Sinn" ist kein geistliches Prinzip! Gott will nicht, dass Sie kopflos sind. Er möchte, dass Sie wach für die Wahrheit sind und von den Lügen erlöst werden!

Die Versuchung kommt in Form von Gedanken und Gefühlen zu uns. Offensichtlich sind die Gedanken, die Ihnen jeden Tag kommen, nicht immer gut. Vielleicht denken Sie: „Wenn ich nur nicht diese negativen, schlechten Gedanken hätte!" Leider ist niemand von uns immun gegen Versuchungen. Nicht einmal Jesus war das, obwohl er nie gesündigt hat. Sie sind nicht immun gegen den Einfluss einer Geisterwelt, die will, dass man auf sie hört. Wachen Sie auf! Sie müssen das Wort Gottes gut genug kennen, um zu wissen, was von Gott ist und was nicht. Dann können Sie sich die Wahrheit zu eigen machen.

Die Versuchung kommt, um Sie zu trainieren. Seien Sie vorsichtig, was Sie sich anhören und was Sie sich ansehen. Der Feind will, dass Sie auf ihn hören. Er will Gedanken und Versuchungen benutzen, um Sie im Gesetz der Sünde zu unterweisen, um Sie krank zu machen. Sie müssen diese Gedanken mit dem Wort Gottes abgleichen. Wenn der Feind Sie angreift, müssen Sie aufhören, sich die Schuld für Gedanken zu geben, die gar nicht Ihre eigenen sind. Sie haben sich auf die Gedanken und Gefühle eingelassen, genau wie Adam und Eva. Sie tragen sie schon fast Ihr ganzes Leben mit sich herum. Warum tun Sie das? Seien Sie gut zu sich selbst!

## *Kurz- und Langzeitgedächtnis*

Schauen wir uns nun genauer an, wie unser Sinn (Seele) an dieser Geist-Seele-Körper-Verbindung beteiligt ist. Sie haben ein aktives Gehirn mit Gedanken, die überall auftauchen, zusammen mit Gefühlen und Emotionen. Ihr Gehirn ist ein wundervoller Prozessor für diese Dinge. Ihr Leben hängt ganz wesentlich von Ihrem Denken ab. Unser Verstand ist ständig mit etwas beschäftigt, egal ob es gut oder schlecht ist. Wenn Sie nicht über das Wort Gottes nachsinnen, denken Sie über etwas anderes nach.

Was wir um uns herum wahrnehmen – was wir im Laufe des Tages erleben – wird zunächst in unserem Kurzzeitgedächtnis gespeichert. Was wir in unserem Kurzzeitgedächtnis haben, wird vergessen, wenn es nicht in unser Langzeitgedächtnis verschoben wird. Damit dies geschehen kann, muss in unserem Gehirn ein biologischer Vorgang stattfinden, der als *Proteinsynthese* bezeichnet wird. Dieser Prozess, an dem unsere RNA[1] beteiligt ist, ist für diese Gedächtnistransaktion unerlässlich. Sobald sich der Gedanke im Langzeitgedächtnis befindet, können wir uns an ihn erinnern und ihn abrufen. Und je öfter wir uns an den Gedanken oder die Erfahrung erinnern oder bei ihr verweilen, desto dauerhafter wird sie in unserem Gehirn gespeichert.

Hören Sie nun gut zu. Mit der Zeit *wird dieser Gedanke dauerhaft Teil Ihrer Seele.* Er wird ein Teil Ihres Verstandes, Ihrer Gefühle, Ihrer Persönlichkeit – ein Teil Ihrer *Biologie.* Gute Gedanken werden dauerhaft zu einem Teil Ihrer Biologie. Das Wort Gottes wird für immer ein Teil Ihrer Biologie. Und sündige Gedanken werden ebenfalls zu einem festen Bestandteil Ihrer Biologie. Sie werden Teil Ihres Denkens und Handelns. Aus diesem Grund wollen sowohl Gott als auch Satan, dass ihre Gedanken in Ihrem Langzeitgedächtnis gespeichert werden.

Gott nutzt diesen Prozess, den er in uns geschaffen hat, um ein Langzeitgedächtnis aufzubauen, wenn wir über sein Wort nachsinnen, wenn wir über die Wahrheiten seiner Liebe zu uns nachsinnen. Aber das tut auch der Feind, wenn wir über seine Lügen nachdenken – Dinge wie: „Die Bibel ist veraltet, du musst Sie nicht befolgen." „Du bist ein nutzloser Versager!" „Du machst alles falsch!" Sie müssen etwas sechsmal hören, um 25 Prozent davon in Ihrem Langzeitgedächtnis zu behalten. Ich weiß, dass der Feind Ihnen einen Gedanken nicht nur sechsmal einflüstert. Er kann Ihnen diesen Gedanken jahrelang jeden Tag eingeben, weil er Sie auf eine gesundheitliche Störung oder Krankheit programmieren will. Er hat Sie im

[1] Ribonukleinsäure.

Visier, weil Sie die Absichten Satans – seine Pläne und seine Machenschaften – nicht verstehen.

Bitte verstehen Sie, dass dies eine Reise von innen nach außen ist. Gott möchte uns von innen heraus beeinflussen, durch seinen Geist und durch sein Wort. Das Reich der Finsternis möchte uns ebenfalls von innen heraus beeinflussen. Gott spricht von innen zu Ihnen, um Sie in seinem Wesen und seiner Gerechtigkeit zu schulen, während der Feind von innen zu Ihnen spricht, um Sie in Tod und Zerstörung zu schulen. Satan hat die Menschheit seit der Zeit von Adam und Eva im Gesetz der Sünde unterwiesen.

## *Meditieren Sie über Gottes Wort*

Damit das Wort Gottes Teil Ihrer biologischen Beschaffenheit werden kann und sozusagen Fleisch von Ihrem Fleisch wird, müssen Sie darüber nachsinnen. Wie oft sagt Gott, dass Sie das tun sollen? Tag und Nacht. *„Glücklich der Mann, der nicht folgt dem Rat der Gottlosen, den Weg der Sünder nicht betritt und nicht im Kreis der Spötter sitzt, sondern seine Lust hat am Gesetz des HERRN und über sein Gesetz sinnt* ***Tag und Nacht!"*** (Psalm 1,1-2).

Gott weiß, wenn Sie über sein Wort nachsinnen, wird es dauerhaft ein Teil von Ihnen werden. Auf diese Weise hat er *uns das Gegengift gegen das Gesetz der Sünde gegeben.* Wenn Sie dieses Gegenmittel nicht haben, haben Sie nur das Gesetz der Sünde und keine geistliche Kraft, es zu besiegen. Sie können ein Antidepressivum einnehmen, um zu versuchen, schlechte Gedanken und Versuchungen zu unterdrücken, aber es hilft Ihnen nicht, Ihre innere Einstellung zu ändern. Was Ihnen helfen wird, ist, Gottes Wort, das Leben und Wahrheit ist, zu lesen und anzuwenden und den Prozess zu beginnen, aus der Krankheit in die Freiheit zu kommen! (Sie können mit der Erneuerung Ihres Sinnes beginnen, während Sie noch Medikamente einnehmen. Bitte setzen Sie Ihre Medikamente nicht ohne die Aufsicht Ihres Arztes ab!)

Satan setzt darauf, dass Sie mit der Wahrheit von Gottes Wort so wenig vertraut sind, dass er Sie erfolgreich mit dem Gesetz der Sünde versuchen kann. Er kann Ihr Denken kontrollieren und Ihnen dann die Schuld geben, als würde der Gedanke, der dahintersteckt, ursprünglich von Ihnen stammen. Somit haben Sie also den schlechten Gedanken und auch noch die Schuld daran – alles aus seiner Hand. Wir können so leicht vom Feind getäuscht werden!

## *Nehmen Sie diese Gedanken gefangen!*

Zum Glück dienen wir einem Gott der Gnade und Barmherzigkeit! Er wird uns nicht schutzlos dem Ansturm der Gedanken und Versuchungen Satans überlassen. Jesus versteht unseren Kampf gegen den Feind, denn auch er hat gegen ihn gekämpft. Sie kennen Ihre persönlichen Kämpfe. Wie werden Sie also mit den Gedanken umgehen, die vom Feind kommen und dem Wort Gottes entgegenstehen? Sie werden die geistlichen Waffen für den Kampf einsetzen, die Gott Ihnen gegeben hat! Sie werden diese Gedanken gefangen nehmen und sie als böse Gedankengebäude verwerfen. *„Die Waffen, die wir bei unserem Feldzug einsetzen, sind nicht irdisch, aber sie haben durch Gott die Macht, Festungen zu schleifen; mit ihnen reißen wir alle hohen Gedankengebäude nieder, die sich gegen die Erkenntnis Gottes auftürmen. Wir nehmen alles Denken gefangen, sodass es Christus gehorcht"* (2. Korinther 10,4-5 REÜ).

Was bedeutet es, „jeden Gedanken gefangen zu nehmen"? Es bedeutet, den Ursprung aller ihrer Gedanken zu bedenken, einschließlich aller Gefühle, Emotionen und Bilder – also alles, was durch Ihr Bewusstsein strömt. Diese Gefühle, Befürchtungen und Gedanken können biologische Auswirkungen, wie Krankheiten und Störungen, in Ihrem Körper haben. Sie werden diese Gedanken am Wort Gottes prüfen. Sind sie wahr oder eine Falle des Feindes? Dann werden Sie die Wahrheit annehmen und nicht die Lüge.

Ich möchte nicht, dass Sie denken, dass der Kampf gegen Krankheiten nur eine Frage des richtigen Denkens ist. Es geht nicht darum, dass Sie all dies aus eigener Kraft erreichen. Es ist die Kraft des Wortes Gottes und des Heiligen Geistes, die Sie befähigt, das zu tun, was das Wort Gottes Ihnen aufträgt! Falsche Vorstellungen zu verwerfen ist eine mächtige Waffe, die Gott uns gegeben hat, um den Feind zu bekämpfen. Warum sollten Sie seine Hilfe ignorieren? Das wäre wie ein Soldat, der in die Schlacht zieht und sein Gewehr zurücklässt. Werfen Sie diese Vorstellungen und alles, was nicht mit der Erkenntnis Gottes übereinstimmt, über Bord.

Über das Wort Gottes nachzusinnen, bedeutet, dass Sie es lesen, es auswendig lernen, oft darüber nachdenken und es als Wahrheit in Ihr Leben aufnehmen. Dann erkennen Sie die Quelle Ihrer Gedanken daran, inwiefern sie mit der Heiligen Schrift übereinstimmen. Und Sie verwerfen alle Gedanken, die nicht mit Seinem Wort in Einklang sind. Nehmen Sie diese Gedanken im Gehorsam gegenüber Jesus Christus gefangen und werfen Sie sie hinaus – ein für alle Mal!

## *Sie brauchen geistliche Unterscheidungskraft*

Sollten Ihnen Gedanken kommen, wie die, dass Sie von Gott nicht geliebt werden oder dass er Sie abgelehnt hat, halten Sie diese Gedanken fest und fragen Sie sich: „Woher kommen diese Gedanken? Stammen sie aus dem Wort Gottes?“ Nein, das tun sie nicht, denn Gottes Wort sagt, dass Gott in uns Christen wohnt und uns liebt, und dass uns nichts von seiner Liebe trennen kann. *„Gott ist Liebe, und wer in der Liebe bleibt, bleibt in Gott und Gott bleibt in ihm* (1. Johannes 4,15-16). *„Denn ich bin überzeugt, dass weder Tod noch Leben, weder Engel noch Gewalten, weder Gegenwärtiges noch Zukünftiges, noch Mächte, weder Höhe noch Tiefe, noch irgendein anderes Geschöpf uns wird scheiden können von der* ***Liebe Gottes,*** *die in Christus Jesus ist, unserem Herrn“* (Römer 8,38-39).

Wir alle brauchen geistliches Unterscheidungsvermögen. Das erfordert, dass Sie unter der Führung des Heiligen Geistes den Ursprung Ihrer Gedanken untersuchen. Wenn Angst Sie in Versuchung führt – sei es Angst vor Menschen, Angst vor Ablehnung, Angst vor Versagen, Angst vor dem Tod oder Angst vor etwas anderem – können Sie direkt das Wort Gottes in Anspruch nehmen und erklären: „Das ist nicht von Gott. Laut seinem Wort hat Gott *‚... uns nicht den Geist der Furcht, sondern der Kraft und der Liebe und der Besonnenheit gegeben‘* (2. Timotheus 1,7 LUT). Ich werde mir diese Lügen nicht länger anhören!“ So bekommen Sie diese Gedanken in den Griff und verwerfen sie als Gedankengebäude!

Die Lügen des Feindes, über die Sie früher nachgedacht haben, werden Ihre Persönlichkeit weniger beeinflussen, weil Sie sich nicht mehr auf sie konzentrieren. Es wird Ihnen immer leichter fallen, lügnerische Gedanken des Feindes zu verwerfen, weil Sie erkennen, worin sie bestehen; Sie werden sie abtun und weitergehen. So wird man ein Überwinder!

Niemand kann das für Sie tun. Sie müssen lernen, sich das Wort Gottes selbst zu eigen zu machen. Gott wird Sie durch seinen Heiligen Geist ermutigen, aber Sie müssen sich dazu entschließen, dies zu tun. Schwelgen Sie nicht in Selbstmitleid und führen Sie keine übermäßigen Selbstgespräche über Ihre Krankheit und Ihr Leiden. Erfinden Sie keine Ausreden. Der Heilige Geist lebt in Ihnen und gibt Ihnen die Kraft und die Macht, diese Entscheidungen zu treffen. Nehmen Sie diese Gedanken gefangen unter den Gehorsam von Jesus Christus. Tun Sie es!

## *Ihren Sinn erneuern*

In Römer 12,2 heißt es: „*Und seid nicht gleichförmig dieser Welt, sondern werdet verwandelt durch die Erneuerung des Sinnes.*"

Die Bibel spricht davon, dass wir unseren Geist erneuern sollen. Deshalb sagt uns Gott auch, dass wir Tag und Nacht über sein Wort nachsinnen sollen. Ihr Sinn wird von Satans Lügen und Denkmustern gereinigt bzw. erneuert, indem er mit dem Wasser des Wortes gewaschen wird. „*Er tat das, um sie (die Gemeinde) zu heiligen, indem er sie im Wasserbad seines Wortes reinigte*" (Epheser 5,26 NEÜ). Dieser gereinigte Verstand konfrontiert Sie nun mit Ihrem schlechten Denken und lehrt Sie, wie Sie rechtschaffen denken können. Sie können lernen, wie Gott möchte, dass Sie denken, und es auf Ihr Leben anwenden. Wenn Sie unter Furcht, Angst oder Stress leiden, ist dies der Weg, um frei zu werden. Auf diese Weise werden wir zu geistlichen Menschen in unserem Denken, Reden und Handeln. Ich bitte Gott, unseren Vater, Sie auf Ihrem Weg zu begleiten, damit Sie in sein Ebenbild geformt werden können.

So schmerzhaft es auch sein kann, sich der Wahrheit über verborgene Dinge in seinem Leben zu stellen, bei *Be in Health* ist es unsere Berufung, diese Wahrheit darzulegen und Christen zu überzeugen, sich ihren Ängsten, Sorgen und Sünden zu stellen. Haben Sie keine Angst. Die Erneuerung unseres Sinnes muss geschehen, damit wir siegreich sein können. Wenn unser Gedankenleben durch Gottes Wort erneuert wird, werden wir von den Krankheiten befreit werden, die den Rest der Welt befallen. Gott hat uns den Schlüssel in Römer 12,1-2 gegeben:

> *Ich ermahne euch nun, Brüder, durch die Erbarmungen Gottes, eure Leiber darzustellen als ein lebendiges, heiliges, Gott wohlgefälliges Opfer, was euer vernünftiger Gottesdienst ist. Und seid nicht gleichförmig dieser Welt, sondern werdet verwandelt durch die Erneuerung des Sinnes, dass ihr prüft, was der Wille Gottes ist: das Gute und Wohlgefällige und Vollkommene.*

Hören Sie auf Gott! Hören Sie nicht auf die Welt!

## KAPITEL 6

# Wie Krankheiten sich entwickeln

*... der dir alle deine Sünde vergibt und heilet alle deine Gebrechen.*
Psalm 103,3 (LUT)

Ich hatte schon sehr früh in meinem Dienst persönliche Erfahrungen in Bezug auf den Zusammenhang von Geist, Seele und Körper. Damals war ich noch ein junger Pastor in meiner ersten Gemeinde, in Florida. Wir trafen uns in einem Ladenlokal und hielten jeden Montagabend Gebetstreffen ab.

Während eines dieser Treffen kam eine junge Frau aus der Gemeinde hereingerannt. Ihr Mann war draußen im Auto. Sie sagte, er habe immer wieder Muskelkrämpfe gehabt, gezittert und sei immer wieder hingefallen.

Ich rannte auf den Gehweg und riss die Beifahrertür des Autos auf. Ihr Mann lag halb auf dem Sitz und halb auf dem Boden und zitterte heftig. Ich war so erschrocken, dass das Erste, das aus meinem Mund kam, „O Mann!“ war. „Was willst du jetzt tun?“, dachte ich bei mir. „Den Notruf anrufen“, war die logische Antwort. Aber stattdessen hielt ich inne, um zuerst zu beten. „Vater, ich habe nicht die leiseste Ahnung, was los ist, aber du schon.“

Ich hatte im College ein Vorstudium in Medizin belegt und kannte mich daher mit dem menschlichen Körper etwas aus. Ein Wort kam mir sofort in den Sinn, als ich betete: *Hypothalamus*. Ich ertappte mich dabei, wie ich betete: „Ich übernehme Autorität über den Geist der Angst, der dem Hypothalamus Signale gibt, diesen unwillkürlichen Muskelkrampf zu erzeugen. Ich befehle, dass der Geist der Angst verschwindet und dass der Hypothalamus keine weiteren Informationen von diesem Geist der Angst aufnimmt. Zentrales Nervensystem, sei in Frieden, Muskelkrämpfe, hört jetzt auf, in Jesu Namen.“ Und einfach so hörte es auf. Der Mann setzte auf dem Beifahrersitz wieder normal hin, und seine Frau fuhr ihn nach Hause. Wir gingen zurück ins Gebetstreffen und staunten über das, was Gott gerade getan hatte.

## *Start einer Reise*

Ich war schockiert, als ich feststellte, dass ich richtigerweise zu dem Geist gesprochen hatte, der die Gefühle und Gedanken dieses Mannes übernommen hatte, wodurch er in Angst versetzt worden war. Diese Angst hatte die Hypothalamus-Drüse dazu veranlasst, neurologische Fehlfunktionen auszulösen, die zu den unwillkürlichen Muskelkrämpfen führten, weshalb er auf dem Boden seines Autos lag.

In dieser Nacht lernte ich eine Lektion, die ich nie wieder vergessen habe: Gott hat unseren Geist, unsere Seele und unseren Körper miteinander verbunden. Und in dieser Nacht begann für mich auch eine mehr als dreißigjährige Reise, auf der ich die Zusammenhänge zwischen Gedanken und Physiologie erforscht habe.

Das Ergebnis meiner Untersuchungen ist, dass Zehntausende Menschen auf der ganzen Welt nun über das Wissen verfügen, das sie von Krankheiten befreit. Es ist mein Wunsch, dieses Wissen auch an Sie weiterzugeben. Einige Details sind ein wenig technisch, aber bitte bleiben Sie fokussiert. Es geht um Ihr Leben und Ihre Gesundheit.

Gott hat den menschlichen Körper mit einem Plan für Ihre Gesundheit geschaffen. Sie müssen verstehen, wie Ihr Körper aufgebaut ist und wie dieser Plan durch die Entscheidungen, die Sie in Ihrem Gedankenleben treffen, durchkreuzt wird. Gott hat Ihnen einen erstaunlichen menschlichen Körper mit vielen gut funktionierenden Systemen gegeben. Sie haben ein Gehirn, ein Nervensystem, ein Herz-Kreislauf-System, einen Herzrhythmus, Haut, Haare, Augen, Ohren und eine Nase. Sie haben ein Skelett, Muskeln, Nieren, Knochenmark, Blutgefäße und Lymphdrüsen. Sie haben eine Leber, eine Lunge, einen Darm, einen Harntrakt und ein endokrines System, zu dem wichtige Drüsen wie die Amygdalae und der Hypothalamus gehören. Das sind Sie. Das sind Sie in Ihrem Inneren. Sie sind ein Wunder der Schöpfung! Und alle diese Systeme sind hochgradig reaktionsfähig und werden durch einen Prozess reguliert, der *seinen Ursprung in Ihrem Gehirn hat.*

## *Ihr Gehirn und ihr Nervensystem*

Ihr Nervensystem besteht aus zwei Teilen. Der erste ist das *somatische* Nervensystem (auch *willkürliches* Nervensystem genannt), das Ihnen die Kontrolle über Ihre Körperbewegungen gibt. Sie können Ihrem Arm befehlen, sich zu heben, und Ihrer Hand, sich am Kopf zu kratzen, wenn Sie das möchten. Dann gibt es noch das *unwillkürliche* oder *sympathische* Nervensystem als Teil des vegetativen Nervensystems, das Gott geschaffen hat, damit Ihr Herz pumpt und Sie atmen können, ohne darüber nachzudenken, und damit Ihre Verdauungsorgane funktionieren, indem sie die Nahrung durch Ihren Körper leiten, ohne dass Sie einen Gedanken daran verschwenden. Wenn in Ihrem Langzeitgedächtnis jedoch lauter Gedanken sind, die Gottes Wort widersprechen, kann Ihr Gehirn sowohl das willkürliche als auch das unwillkürliche Nervensystem stören und bewirken, dass sie nicht richtig funktionieren; das nenne ich die funktionelle Störung. *Unwohlsein* ist genau das, wonach es klingt: der Mangel an *Wohlsein* bzw. Gesundheit in Ihrem Geist und den Systemen Ihres Körpers.

Nun wollen wir ein wenig weitergehen. In Abbildung 1 sehen wir uns das Gehirn an. Ihr *limbisches System* ist der Teil des Gehirns, der mit Ihren Emotionen und Ihrem Gedächtnis zu tun hat. Das limbische System besteht aus vier Teilen, aber um die Ursachen von Krankheiten zu verstehen, möchte ich mich insbesondere auf zwei Teile konzentrieren: die Amygdalae und den Hypothalamus.

Die Amygdalae sind zwei mandelförmige Drüsen in der Nähe des Frontallappens in Ihrem Gehirn. Jede von ihnen besteht aus einer Ansammlung von Nervenzellen, die für das verantwortlich sind, was wir die „Kampf-oder-Flucht"-Reaktion auf Notsituationen, Stress oder Angst nennen. Die Amygdalae spielen auch eine wichtige Rolle bei der Speicherung unserer Langzeiterinnerungen. Die Amygdalae und der Hypothalamus sind an unseren tief empfundenen Emotionen beteiligt, sowohl an negativen, wie Panik und Wut, als auch an positiven, wie Liebe und Lachen.

Wie Angst das Gehirn beeinflusst

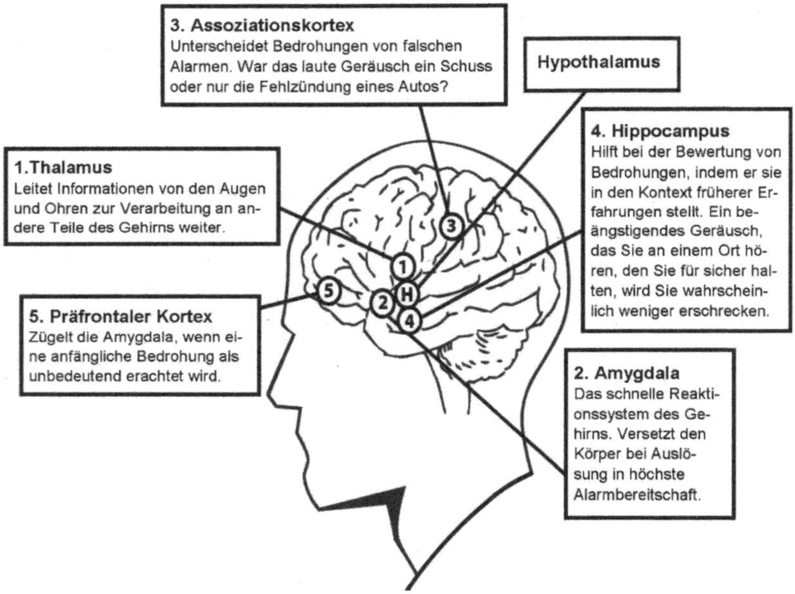


Abbildung 1

## *Der Hypothalamus: eine kleine Drüse mit einer großen Aufgabe*

Wie wirkt sich all dies auf unseren Körper und auf Krankheiten aus? Ich möchte Ihnen nun die Bedeutung der erbsengroßen Drüse namens Hypothalamus erklären. Einmal mehr spielt sie für das Verständnis der geistlichen Ursachen von Krankheiten eine große Rolle. Ich werde nun den spezifischen Weg aufzeigen, den Satan benutzt, um Krankheiten zu verursachen.

Werfen wir einen Blick auf Abbildung 2, um zu sehen, was die Hypothalamusdrüse steuert. Ihr endokrines System ist ein chemisches Botensystem, an dem mehrere wichtige Drüsen in Ihrem Körper beteiligt sind, darunter die Hypophyse, die Nebennieren und die Hypothalamusdrüse. Diese Drüsen schütten Hormone aus, die Ihren Körper im Gleichgewicht halten und für ein reibungsloses Funktionieren sorgen. Von diesen Drüsen gilt der *Hypothalamus* als das „Gehirn" bzw. die *Schaltzentrale* des gesamten endokrinen Systems. Es ist eine kleine, aber lebenswichtige Drüse in der Mitte Ihres Gehirns.

Das endokrine System

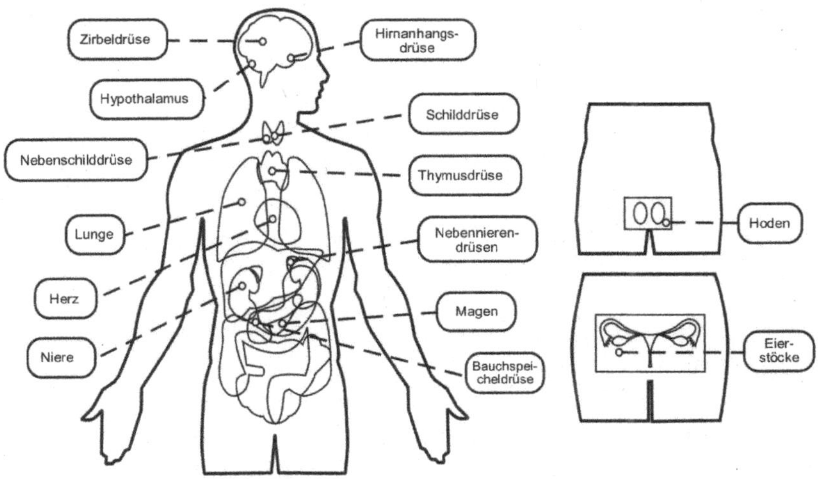


Abbildung 2

Die Hauptaufgabe des Hypothalamus besteht darin, unseren Körper in *Homöostase* zu halten, d. h. in einem gesunden Gleichgewicht. Er reguliert die anderen Drüsen, indem er ihnen sagt, wann sie die Hormone absondern sollen, die *für jedes System* in Ihrem Körper notwendig sind, um in der Homöostase bzw. einem gesunden Gleichgewicht zu bleiben. Ihr Körper arbeitet ständig daran, dieses Gleichgewicht aufrechtzuerhalten, denn ohne dieses Gleichgewicht würden Sie eine Störung oder Krankheit entwickeln.

## *Die Hauptsteuerung*

Als Hauptsteuerungsorgan reguliert der Hypothalamus viele Ihrer körperlichen Aktivitäten: Körpertemperatur, Durst, Appetit und Gewichtskontrolle, Emotionen, Schlafzyklus, Sexualtrieb, Geburtsvorgang, Blutdruck und Herzfrequenz, Produktion von Verdauungssäften und Gleichgewicht der Körperflüssigkeiten. Er aktiviert Ihre Schilddrüse, die wiederum Ihren Stoffwechsel, Ihr Energieniveau und Ihre Körperentwicklung beeinflusst. Er regt die Hirnanhangsdrüse an, Wachstumshormone auszuschütten.

Der Hypothalamus arbeitet ständig und steuert die Freisetzung von Hormonen aus den anderen endokrinen Drüsen, um die Homöostase in all diesen Systemen aufrechtzuerhalten. Wenn der Hypothalamus zum Beispiel die Nachricht erhält, dass Ihre Körpertemperatur zu hoch ist, veranlasst er die entsprechende Drüse, Schweiß zu produzieren. Wenn er die Nachricht erhält, dass die Körpertemperatur zu niedrig ist, erzeugt er Wärme durch Zittern. Solange Sie nicht krank sind, hält Ihr Körper daher stets eine Temperatur von etwa 37° C aufrecht. Das ist eine erstaunliche Leistung für eine kleine Drüse, von der die meisten Menschen noch nie etwas gehört haben!

Da der Hypothalamus Ihre Herzfrequenz, die eigentliche Kontraktion Ihrer Herzmuskeln und die Wanderung der Nahrung durch das Verdauungssystem reguliert, treten ernsthafte Probleme auf, wenn er nicht normal funktioniert. Eine Störung der Funktion Ihres Herz-Kreislauf-Systems kann zu Bluthochdruck und Herzinfarkten führen. Im Magen-Darm-Trakt können Störungen unter anderem zu Reizdarmsyndrom, Colitis ulcerosa[1], Durchfall, Erbrechen und Übelkeit führen.

## *Worüber Sie nachsinnen, steuert den Hypothalamus*

Der Hypothalamus spielt eine zentrale Rolle in der Beziehung zwischen Geist, Seele und Körper, über die wir schon gesprochen haben. Es ist sehr wichtig, dass Sie das verstehen. Werfen Sie noch einmal einen Blick auf Abbildung 1. Die Großhirnrinde umhüllt den größten Teil des Gehirns. Sie ist für die Verarbeitung von Informationen,

[1] Eine chronisch-entzündliche Darmerkrankung beim Menschen.

unser Denken, das Sprachverständnis, das Lösen von Problemen und – für diese Studie am wichtigsten – unser Langzeitgedächtnis zuständig.

Wenn Sie Gedanken der Angst, Sorge, Bitterkeit, Wut oder des Selbsthasses pflegen, empfangen die Amygdalae diese starken negativen Emotionen und Gedanken und interpretieren sie als Bedrohung. Der Rest des limbischen Systems schaltet auf Überlebensmodus um und die Hypothalamusdrüse reagiert darauf.

Wenn Ihr Hypothalamus solche negativen Nachrichten empfängt, kann er überfordert sein. Die Folge können eine Hypo- oder Hyperaktivität des endokrinen Systems, neurologische Fehlzündungen oder ein Ungleichgewicht der Neurotransmitter sein. Ihre ständigen negativen Gedanken – und die bösen Geister dahinter – haben die ordnungsgemäße Funktion der Hypothalamusdrüse gestört, und eine Hypothalamusdrüse, die nicht im Frieden ist, kann zu vielen körperlichen Krankheiten und Störungen führen.

Ein Mangel an Homöostase kann das Magen-Darm-System beeinträchtigen, sexuelle Störungen (Impotenz und Frigidität) bewirken, Hautkrankheiten (Ekzeme, Neurodermitis, Akne) verursachen und Diabetes und Amenorrhoe[2], Müdigkeit und Lethargie, übermäßiges Essen, Depressionen und Schlaflosigkeit zur Folge haben. Darüber hinaus kann es zu koronarer Herzkrankheit, Bluthochdruck, Schlaganfall, Herzrhythmusstörungen, Kopfschmerzen, Muskelverspannungen, Rückenschmerzen, rheumatoider Arthritis, verwandten entzündlichen Erkrankungen, Asthma, Heuschnupfen, Immunsuppression und Autoimmunerkrankungen führen – allesamt als Folge einer Fehlfunktion des Hypothalamus, die einen Mangel an Homöostase zur Folge hat.

Die Medizinwissenschaft stimmt darin überein, dass der Hypothalamus auf unsere Emotionen reagiert. Die Wissenschaftler sind sich einig, dass unser Gedankenleben – durch starke negative Gedanken und Emotionen – ein Ungleichgewicht der Homöostase bewirken kann. Wie ich Ihnen bereits versichert habe, bin ich kein Feind der Wissenschaft. Sehen Sie sich nur die Informationen an, die sie für unser Verständnis der physischen Funktion des Gehirns und der Hypothalamusdrüse geliefert hat.

[2] Das Ausbleiben der Menstruation.

> Nach dem Seele-Körper- bzw. biopsychosozialen Paradigma, das das ältere biomedizinische Modell ablöst, gibt es keine wirkliche Trennung zwischen Seele und Körper, da zwischen dem Gehirn und den neurologischen, endokrinen und immunologischen Systemen Kommunikationsnetzwerke bestehen", sagte Oakley Ray, emeritierter Professor für Psychologie, Psychiatrie und Pharmakologie an der Vanderbilt University (Nashville, TN, USA).[3]

Die Wissenschaft bestätigt, dass es eine direkte Entsprechung zwischen Sorgen und Herzklopfen gibt.[4] Es gibt auch eine direkte Entsprechung zwischen Feindseligkeit und Koronararterienthrombose.[5] Und es besteht ein direkter Zusammenhang zwischen Scham und Reizdarmsyndrom.[6]

## *Der Hypothalamus ist das Einfallstor, das der Feind benutzt*

Wie ist nun unser Geistmensch an dieser Beziehung zwischen dem Verstand, der Hypothalamusdrüse und der Krankheit beteiligt? Denken Sie daran, dass die Seele (der Verstand und die Emotionen) die Brücke zwischen der geistlichen Welt und der physischen Welt ist. Gott benutzt die Hypothalamus-Drüse, um das *Gleichgewicht* der Homöostase aufrechtzuerhalten. Der Teufel benutzt sie, um ein *Ungleichgewicht* der Homöostase zu schaffen. All dies geschieht durch unsere Gedanken und Gefühle.

Wenn der Hypothalamus durch Versuchungen zu einer Fehlfunktion veranlasst werden kann – und wenn ein Mangel an Homöostase Krankheiten verursachen kann –, dann *hat der Feind eine offene*

[3] Brower, "Mind-Body Research Moves Toward the Mainstream."
[4] P. Tyler und D. Baldwin, „Generalised Anxiety Disorder", *Lancet* 368 (2006): 2156-66.
[5] Daichi Shimbo et al., „Hostility and Platelet Reactivity in Individuals Without a History of Cardiovascular Disease Events", *Psychosomatic Medicine* 71 (2009): 741-7.
[6] D. A. Drossman et al., „A Focus Group Assessment of Patient Perspectives on Irritable Bowel Syndrome and Illness Severity," *Digestive Diseases and Sciences* 54 (2009): 1532–41.

*Tür, um Krankheiten in unser Leben zu bringen, nicht wahr?* Die Hypothalamus-Drüse ist das Einfallstor des Feindes, um viele Krankheiten in unserem Körper zu erzeugen. Lassen Sie uns diesen Prozess noch einmal anschauen:

1. Der Feind verführt uns mit Gedanken, die sich dem Wort Gottes widersetzen – mit sündigen Gedanken, wie z. B. Unversöhnlichkeit, Bitterkeit, Selbsthass, Gier, Neid, Eifersucht, Zorn, Feindseligkeit, Angst, Stress und Unruhe. Diese sind Teil des Gesetzes der Sünde.
2. Machen wir uns diese sündigen Gedanken und Gefühle zu eigen und sinnen regelmäßig über sie nach, statt über das Wort Gottes, werden sie Teil unseres Langzeitgedächtnisses und unserer biologischen Beschaffenheit.
3. Diese ausgeprägten negativen Gedanken und Emotionen und die Einflüsse der dahinterstehenden bösen Geister werden von den Amygdalae und der Großhirnrinde an die Hypothalamus-Drüse weitergeleitet, die dann die falschen Signale (Hormone usw.) an andere lebenswichtige Drüsen in unserem Körper sendet. Das ist aber kein einmaliges Ereignis! Es kann uns Tag für Tag und Jahr für Jahr passieren und schon in der Kindheit beginnen. Infolgedessen gerät unsere Homöostase aus dem Gleichgewicht und wir haben mit schweren Krankheiten zu kämpfen, darunter Herzkrankheiten, Krebs, Autoimmunkrankheiten, Diabetes und viele mehr.

Für jede Krankheit gibt es einen *Eintrittspunkt*, einen Ort, an dem der Geist der Schwäche eindringen und Schaden anrichten kann. Der Feind kann Gedanken der Angst, Bitterkeit, Scham und viele andere Dinge benutzen, um das Immunsystem zu schwächen. Von diesem Eintrittspunkt aus dringt der Feind mit dem Geist der Schwäche ein, um Sie krank zu machen. *„Er lehrte aber am Sabbat in einer der Synagogen. Und siehe, da war eine Frau, die achtzehn Jahre einen Geist der Schwäche hatte; und sie war zusammengekrümmt und völlig unfähig, sich aufzurichten. Als aber Jesus sie sah, rief er ihr zu und sprach zu ihr: Frau, du bist gelöst von deiner Schwäche! Und er legte ihr die Hände auf, und sofort wurde sie gerade und verherrlichte Gott."* (Lukas 13,10-13).

Was für ein hinterhältiger Plan des Feindes! Denken Sie darüber nach. Die kleine Hypothalamusdrüse ist die einzige Drüse, die Satan und sein Geist der Schwäche brauchen, um Sie in Richtung Krankheit zu lenken! Anstatt dass unser Körper so funktioniert, wie Gott es vorgesehen hat, haben wir eine Funktionsstörung. Hält diese Störung an, kann sie sich in eine ausgewachsene gesundheitliche Störung oder Krankheit verwandeln.

Satan weiß, wie der menschliche Körper funktioniert. Der Feind braucht nur diese eine Drüse, um das ganze Chaos in Gang zu setzen. Er weiß, was er tun muss, um Sie ins Ungleichgewicht zu bringen und Ihre Gesundheit zu beeinträchtigen. Er ist gut darin – aber zum Glück ist Gott sehr viel größer! Deshalb stellen wir Ihnen dieses Wissen zur Verfügung, damit Sie verstehen, wie Sie Satans Pläne, um Sie krank zu machen, bekämpfen können.

Ich möchte, dass Sie den Sieg über den Plan des Feindes für Ihr Leben erringen! Es ist mir sehr wichtig, denn Ihr Leben und Ihre Gesundheit stehen auf dem Spiel. In mir brennt ein Eifer, diese Botschaft an so viele Menschen wie möglich weiterzugeben. Christen, es ist Zeit, aufzuwachen! Die Erlösung und Ganzheit sind da. Ich bete dafür, dass der Heilige Geist den Verstand all derer erleuchtet, die diese Seiten lesen. Ich bete dafür, dass jeder diese Wahrheit für sich selbst und seine Lieben annimmt.

Als Nächstes werden uns mit den spezifischen Ursachen der Autoimmunerkrankungen befassen, die Sie oder einer Ihrer Lieben überwinden müssen!

# Kapitel 7

# Die geistlichen Ursachen von Autoimmunerkrankungen

*Ich preise dich darüber, dass ich auf eine erstaunliche, ausgezeichnete Weise gemacht bin. Wunderbar sind deine Werke, und meine Seele erkennt es sehr wohl.*

Psalm 139,14

Unsere Beziehung zu Gott wird wiederhergestellt, wenn wir Buße tun, seine Vergebung empfangen, Gedanken ablegen, die nicht von ihm sind, und unseren Sinn durch sein Wort erneuern. Unsere Beziehung zu anderen wird wiederhergestellt, wenn wir Buße tun, allen vergeben, die uns Unrecht getan haben (oder andere um Vergebung bitten, denen wir Unrecht getan haben) und wenn wir Hass und Bosheit ablegen. Aber was ist mit der gestörten Beziehung zu uns selbst? Wissen Sie, wie viele Menschen mit Selbsthass, Selbstablehnung oder der Überzeugung kämpfen, sie seien nicht liebenswert?

In unserer Kultur gibt es eine Plage des Selbsthasses bzw. der Selbstverachtung. Die Menschen finden sich wertlos, setzen sich selbst herab und tragen eine Last von Schuld und Scham mit sich herum, die zu schwer für sie ist. Das ist nicht von Gott zu seiner Ehre, sondern vom Feind zu dessen Ehre. *„Wie er in seinem Herzen denkt, so ist er“* (Sprüche 23,7 KJV) könnte nie wahrer sein als bei Menschen, die glauben, dass weder Gott noch sonst jemand sie liebt. Sie sind überzeugt, dass sie dieser Liebe nicht würdig sind. Wieder einmal liegt die Ursache in den inneren Abläufen unserer Gedanken.

Wir glauben den Lügen des Feindes, dass wir uns selbst hassen sollten, anstatt Gottes Wort zu glauben, das uns die Wahrheit seiner Liebe und Erlösung bringt.

## *Wir sind allergisch gegen uns selbst*

Selbsthass, oder, wie ich es nenne, *ein liebloser Geist*, wirkt sich negativ auf das Immunsystem aus. Dies haben wir insbesondere bei Autoimmunkrankheiten festgestellt, weil sie am ehesten das nachahmen, was in der Person wirklich geistlich vor sich geht. Ein Mensch, der sich selbst hasst, verweilt ständig bei diesen Gedanken der Selbstablehnung und den Versuchungen des Feindes. Wenn diese Gedanken nicht abgelegt werden, reagiert der Hypothalamus auf die Versuchung und bekommt die Information, dass etwas ernsthaft nicht stimmt. Durch den Druck der ständigen Gedanken des Selbsthasses und der Schuldgefühle beginnt der Hypothalamus Fehlzündungen zu verursachen und die falschen Impulse an andere Teile des endokrinen Systems zu senden. Die Folge ist, dass das Immunsystem geschwächt und beeinträchtigt wird.

Was folgt aus dieser Fehlfunktion? Eine Autoimmunerkrankung. Der Körper wird allergisch gegen sich selbst! Wie kann das sein? Weil die Person geistlich allergisch gegen sich selbst geworden ist. Satans Reich hat ihr eingeredet, dass sie ihr eigener schlimmster Feind sein sollte

Infolgedessen ist das Immunsystem geschwächt, und die weißen Blutkörperchen erkennen die Antigene auf den gesunden Zellen im Körper fälschlicherweise als Krankheit oder Eindringling und greifen sie an. Die weißen Blutkörperchen bzw. T-Zellen erhalten das Signal, das gesunde Gewebe sei der Feind, und werden es entweder zerstören oder eine Entzündung auslösen. Der Körper greift den Körper an, weil die Person sich selbst geistlich durch Selbstablehnung, Selbsthass und Verbitterung gegen sich selbst angreift.

Die geistliche Dynamik, die hier ins Spiel kommt, ist folgende: Die unsichtbare Kraft, die das Signal des Hypothalamus stört, ist ein Geist der Schwäche, der die weißen Blutkörperchen dazu bringt, lebendes Gewebe anzugreifen und die wahren Eindringlinge, wie z. B. Bakterien, Viren oder Krebs, zu ignorieren. Greift sich die Person weiterhin durch Selbstablehnung und Selbsthass geistlich an, reagiert der Körper irgendwann und die weißen Blutkörperchen beginnen schließlich, den Körper selbst anzugreifen. Hören Sie auf, sich selbst zum Feind zu machen und allergisch auf sich selbst zu reagieren! Das ist ein hoher Preis dafür, dass man sich selbst nicht liebt!

## *Ein liebloser Geist*

Durch die vielen Jahre meines Dienstes und der Begegnung mit Tausenden von Menschen, bei denen eine Autoimmunerkrankung diagnostiziert wurde, bin ich zu dem Schluss gekommen, dass die meisten Autoimmunerkrankungen das Ergebnis eines *lieblosen Geistes* sind, der das Gefühl erzeugt, nicht geliebt zu werden und sich nicht angenommen zu fühlen. Dies führt zu Selbstablehnung, Selbsthass und Verbitterung gegen sich selbst, gepaart mit Schuldgefühlen. Man könnte sogar sagen, dass Autoimmunerkrankungen in erster Linie eine *Krankheit des Selbsthasses* sind, die mit Sorge, Angst und Stress einhergeht. Sie sind eine direkte biologische Folge des geistlichen und seelischen Problems, dass Sie nicht ein für alle Mal akzeptiert haben, wer Sie in der neuen Geburt in Christus sind.

Diese Selbstablehnung führt zur Macht der Sünde, die es nicht zulässt, dass Sie Gottes Gerechtigkeit in sich annehmen. Sie können Gottes Verheißungen der Erlösung und der Freiheit in seinem Wort nicht glauben. Sie denken, das gelte nur für andere.

Die Folge ist, dass die Geist-Seele-Körper-Beziehung ins Spiel kommt und der Körper sich selbst angreift. Wie zuvor schon gesagt, gibt es mehr als 80 Autoimmunerkrankungen oder -störungen. Dazu gehören Diabetes Typ 1, Morbus Basedow, Lupus, Morbus Crohn, Schuppenflechte, rheumatoide Arthritis, Multiple Sklerose und viele mehr.

Die medizinische Gemeinschaft hat keine Ahnung, was sie mit Autoimmunerkrankungen machen soll. Wie gesagt, ist die *Ätiologie unbekannt*. Sie können die unsichtbare Kraft, die den Körper dazu bringt, sich selbst anzugreifen, nicht identifizieren. Aber wir glauben, dass Gott uns eine Antwort offenbart hat. Die unsichtbare Kraft ist der *lieblose Geist*, der Selbsthass, Selbstablehnung, Schuld und Scham erzeugt. Die Wissenschaft hat alle Autoimmunerkrankungen als unheilbar eingestuft. Zum Glück ist bei Gott nichts unmöglich! Wir haben enorme Erfolge bei der Heilung von Autoimmunerkrankungen erlebt, wenn die Menschen sich auf die Wahrheit dieser Lehren einlassen.

## *Was ist Selbsthass?*

Was ist Selbsthass? Es ist eine Versuchung des Satans, der uns in unseren Gedanken angreift, um uns anzuklagen. Laut der Bibel ist Satan derjenige, der die Christen Tag und Nacht vor Gott anklagt. *„... denn hinabgeworfen ist der Verkläger unserer Brüder, der sie Tag und Nacht vor unserem Gott verklagte“* (Offenbarung 12,10). Wenn Sie diese sehr tiefen Gefühle der Selbstanklage, sehr tiefen Gefühle des Selbsthasses oder eine tiefe Ablehnung Ihrer Identität verspüren, hören Sie tatsächlich die Stimme des anklagenden Geistes, der Sie vor Gott anklagt.

Deshalb ist 2. Korinther 10,5 (REÜ) so wichtig: *„... reißen wir alle hohen Gedankengebäude nieder, die sich gegen die Erkenntnis Gottes auftürmen. Wir nehmen alles Denken gefangen, sodass es Christus gehorcht.“* Nehmen Sie diese Gedanken des Selbsthasses gefangen und unterwerfen Sie sie dem Gehorsam von Jesus Christus. Lassen Sie sich nicht von diesen Gedanken und Anschuldigungen des Feindes beherrschen. Lassen Sie sich allein vom Wort Gottes leiten.

Gottes Wort sagt Folgendes über Sie: Sie sind *„auf eine erstaunliche, ausgezeichnete Weise gemacht“* (Psalm 139,14), und die Hand Gottes ist über Ihnen (vgl. 1. Petrus 5,6). Wenn Sie wiedergeboren sind, werden Sie sogar als Sohn bzw. Tochter des lebendigen Gottes bezeichnet (vgl. 2. Korinther 6,18). Ihr Name steht im Buch des Lebens im Himmel geschrieben (vgl. Philipper 4,3).

Auf geht's! Kämpfen Sie nicht gegen Ihre Identität an, die Sie durch Jesus Christus im Vater haben. Ergreifen Sie sie! Als Sie wiedergeboren wurden, sind Sie ein Sohn bzw. eine Tochter des Vaters im Himmel geworden. Sie brauchen eine Bekehrung zu Gottes Wort! Die Hand Gottes liegt auf Ihnen und Sie sind in die Handflächen seiner Hände eingraviert. Lesen Sie, was das Wort über Sie sagt:

*Siehe, in meine beiden Handflächen habe ich dich eingezeichnet* (Jesaja 49,16).

*Denn der HERR wird sein Volk nicht verstoßen, er wird sein Erbteil nicht verlassen* (Psalm 94,14).

*Denn er hat gesagt: „Ich will dich nicht aufgeben und dich nicht verlassen", sodass wir zuversichtlich sagen können: „Der Herr ist mein Helfer, ich will mich nicht fürchten. Was soll mir ein Mensch tun?"* (Hebräer 13,5-6).

Sie werden nicht von Gott abgelehnt, warum also lehnen Sie sich selbst ab?

Wenn Sie sich selbst hassen, führt dies zu Selbstvorwürfen sowie Bitterkeit und Unversöhnlichkeit gegen sich selbst. Gott vergibt Ihnen, aber Sie glauben nicht, dass Sie es verdient haben, und deshalb vergeben Sie sich nicht. Ist Ihnen klar, dass Sie damit das Werk Jesu am Kreuz für sich ablehnen? Sie sagen ihm, dass sein Tod nicht ausgereicht hat, um Sie von den Folgen der Sünde und allem, was Sie falsch gemacht haben, zu befreien.

Dies ist ein wirklich wichtiges Thema in Bezug auf unser Bedürfnis, geliebt zu werden. Wir alle brauchen es, geliebt zu werden. Irgendetwas hat sich zwischen Sie und Gott gestellt, sodass Sie sich nicht geliebt, sondern abgelehnt fühlen. Dadurch werden Sie allergisch gegen sich selbst. Ein Schlüssel zu dieser Wahrheit ist: *Sie haben vielleicht eine Identität in der Welt – vielleicht sogar eine erfolgreiche –, aber Sie haben keine Identität in Gott.* Gott ist der Urheber und Erhalter von allem, was er geschaffen hat, auch von uns.

Lassen Sie uns nun die geistlichen Ursachen einiger spezifischer Autoimmunerkrankungen betrachten.

## *Multiple Sklerose und Ablehnung der Identität*

Nach Angaben der amerikanischen Multiple-Sklerose-Vereinigung schätzen Forscher, dass heute in den USA fast eine Million Erwachsene mit Multipler Sklerose (MS) leben. Das ist mehr als doppelt so viel, wie in früheren Jahren auf der Grundlage einer nationalen Studie aus dem Jahr 1975 und Aktualisierungen in den Folgejahren ermittelt wurde. In den USA werden jede Woche etwa zweihundert neue Fälle von MS diagnostiziert. Und Frauen sind dreimal so häufig betroffen wie Männer.[1]

Multiple Sklerose (MS) ist eine Autoimmunerkrankung, die das Nervensystem befällt. Bei MS kommt es aus einem der Wissenschaft unbekannten Grund zu einer Fehlfunktion des Immunsystems und, anstatt echte Eindringlinge anzugreifen, zerstören die weißen Blutkörperchen die Fettsubstanz, die die Nervenfasern in Gehirn und Rückenmark umhüllt und schützt. Diese Hülle über unseren Nerven wird Myelinscheide genannt.

Am besten lässt sich die Myelinscheide mit der Isolierung elektrischer Drähte vergleichen. Ein Kupferdraht, der Strom überträgt, ist mit einer Isolierung überzogen, um Menschen vor Stromschlägen und den Draht vor Beschädigungen zu schützen. Unsere Nerven sind auf ähnliche Weise aufgebaut. Wir haben eine Myelinscheide, die jeden Nerv umhüllt, um uns vor Nervenschmerzen zu schützen und um den Nerv vor Schäden zu bewahren.

Bei Multipler Sklerose verwechseln die weißen Blutkörperchen ein Antigen mit einer Krankheit auf der Myelinscheide. Wenn die weißen Blutkörperchen einen „Bissen" aus der Myelinscheide nehmen, nennt man das *Sklerose. Multiple Sklerose* bedeutet mehrere Bisse in die Myelinscheide um mehrere Nerven. Die weißen Blutkörperchen können sogar den Nerv selbst durchtrennen, sobald sie die Myelinscheide zerstört haben, und die Nervenschäden können sich zunehmend verschlimmern. In einigen Fällen verlieren die Gliedmaßen ihre gesamte Beweglichkeit, sodass man auf einen Rollstuhl angewiesen ist.

Ich habe in jahrzehntelanger Forschung und anhand von Fallbeispielen herausgefunden, dass Multiple Sklerose tief im Selbsthass verwurzelt ist. Die betroffene Person fragt sich: „Warum bin ich hier?" „Wer bin ich?" und „Wer interessiert sich für mich?" Das geht über ein Identitätsproblem hinaus bis hin zur völligen Ablehnung der eigenen Identität. Die geistliche Ursache der Multiplen Sklerose ist ein sehr tiefer Selbsthass.

---

[1] Brandi Koskie, "Multiple Sclerosis Facts, Statistics, and You," Healthline, updated August 21, 2020, https://www.healthline.com/health/multiple-sclerosis/facts-statistics-infographic#Prevalence

## *Wer-bin-ich?*

Vor ein paar Jahren veranstaltete ich eine Konferenz mit dem Titel „Wer bin ich?“, auf der ich folgende drei sehr wichtigen Fragen erörtert habe: (1) „Wer bin ich?“ (2) „Warum bin ich hier?“ (3) „Wer interessiert sich für mich?“ Das sind die Kämpfe, die ich sogar bei Christen sehe. Wir haben die Mentalität eines Waisenkindes. Einige von uns fühlen sich vaterlos und sind verzweifelt auf der Suche nach einem Sinn in ihrem Leben. Wer kümmert sich? Der Vater kümmert sich! Wenn Sie seine Liebe annehmen, können Sie die Autoimmunerkrankungen in Ihrem Leben besiegen.

Eine Krankheit der Selbstablehnung, wie Multiple Sklerose, tritt auf, wenn Sie nicht akzeptieren, wer Sie in der Schöpfung sind. Vielleicht ist in Ihrem Leben etwas geschehen, das Sie sich nie verziehen haben. Schuldgefühle und Scham haben Sie über die Jahre verfolgt. Sie schauen ständig über Ihre Schulter, um die Anerkennung anderer zu erhalten, und bekommen sie nicht. Einige von Ihnen leben in Familien, die nicht wissen, wie man sich gegenseitig liebt. Andere haben vielleicht Familien voller Menschen wie Hiobs Freunde: Sie tun so, als seien sie für Sie da, aber in Wirklichkeit beschuldigen sie Sie. Aber Sie haben einen Vater. Sie haben DEN Vater. Machen Sie sich nicht die Prinzipien des Todes zu eigen! Hören Sie damit auf! Machen Sie sich die Prinzipien des Lebens, die Sie im Wort Gottes finden, um Ihrer selbst willen zu eigen!

## *Von Multipler Sklerose geheilt*

Bei *Be in Health* freuen wir uns seit Jahren mit einer Frau namens Dana, die ein wunderbares Zeugnis darüber hat, wie Gottes Heilkraft Multiple Sklerose besiegt hat.

> Ich muss immer wieder staunen, wenn ich daran denke, wie Gott mich befreit und geheilt hat. Vor allem, dass er dies tat, als ich nicht danach suchte und nicht einmal wusste, dass ich danach suchen sollte. Das ist eine erstaunliche Gnade Gottes.
>
> Im Oktober 2008 wurde bei mir Multiple Sklerose (MS) diagnostiziert. Ich zeigte Anzeichen einer neurologischen Erkrankung,

die schnell voranschritt. Sie begann damit, dass ich feststellte, dass meine Beine unruhig wurden, dass ich die Kontrolle über meine linke Seite verlor und dass meine Hände und Füße sich nach innen krümmten. Als mein Hausarzt mich sah, ordnete er eine Notfall-MRT an, die Läsionen in meinem Gehirn und eine 4,5 mm große Läsion in meinem Rückenmark im Nacken ergab. Eine sofortige Nachuntersuchung bei einem Neurologen ergab, dass ich überall am Körper gefühllose Stellen hatte. Seine Prognose war niederschmetternd! Er prognostizierte mir Blindheit und die Notwendigkeit, einen Rollstuhl zu benutzen. Er ordnete fünf Tage lang Prednison[2] an, das mir intravenös verabreicht wurde, beginnend in der Nacht in der Notaufnahme des Krankenhauses. Das Prednison half mir, viel von dem zurückzugewinnen, was ich in der Woche vor der Diagnose verloren hatte. Mit Gottes Hilfe war ich in der Lage, die Krankheit für die Zeit, in der ich sie hatte, in den Griff zu bekommen und Blindheit, Rollstühle und all die schlimmen Nachrichten meiner ersten Diagnose zu vermeiden.

Gott wollte mir jedoch etwas viel Besseres als nur Krankheitsmanagement schenken. Aber ich wusste es nicht, denn meine Geschichte der Heilung beginnt nicht mit mir. Sie begann mit meiner Schwester, die als Missionarin in Afrika tätig ist, und ihrem Weg, auf dem sie den Herrn um Antworten auf ihre gesundheitlichen und geistlichen Probleme ersuchte. In ihren eigenen Krisen führte der Herr sie zu Dr. Wrights Buch *A More Excellent Way*[3] und zur Teilnahme an einer seiner Konferenzen in Südafrika. Sie wurde von schwerem Asthma und vielem anderen geheilt, nahm an einem *For-My-Life*-Seminar in den USA teil und wohnte die letzten Monate ihres Sabbaticals in unserer Nähe! Preist den Herrn! Während ihrer Zeit zu Hause hatte meine Schwester das Ziel, die Wahrheit über Heilung an ihre Familie weiterzugeben; wir waren ihr Hauptmissionsfeld! Wir waren alle an verschiedenen Krankheiten erkrankt. Unser Vater war ein Pastor, aber wir wussten nicht, dass wir den Arzt brauchten!

---

[2] Prednison ist ein künstlich hergestelltes Glukokortikoid (Nebennierenrindenhormon) mit immunsuppressiver Wirkung, das heißt, es unterdrückt das Immunsystem. Quelle: netdoktor.de; 9.1.2023.

[3] Dt. Ausgabe: Dr. H. Wright, *Der herausragende Weg in Gesundheit zu leben.*

Ich staunte über die Veränderung meiner Schwester und wollte unbedingt wissen, wie es dazu gekommen war. Am späten Abend des 4. Juli 2011, als alle anderen schon zu Bett gegangen waren, begann sie mir von ihrer Zeit bei *For My Life* zu erzählen und dass sie Zeuge geworden war, wie einer Frau mit MS geholfen worden war. Als sie mir die Geschichte des Lebens dieser Frau erzählte, standen wir beieinander. An einer Stelle beschrieb sie, wie die Frau geschrien hatte: „Ich werde mir vergeben, dass ich …“ Als sie diese Worte aussprach, verengte sich meine Sicht und ich war kurz davor, in Ohnmacht zu fallen. Ich unterbrach meine Schwester, weil ich mich hinsetzen musste, um nicht umzufallen. Das kam aus dem Nichts, und ich hatte so etwas noch nie erlebt.
Während wir saßen, begann sie, mir Fragen darüber zu stellen, ob ich viel Angst in meinem Leben hätte oder jemand nicht vergeben hätte, aber ich hatte Mühe, zuzuhören. Ich rätselte darüber, was mir gerade passiert war und warum ich fast ohnmächtig geworden war. Plötzlich überraschte meine Schwester uns beide mit der Frage: „Was ist mit dieser Babysitterin, Gerry?“ Gerry war ein junges Mädchen, das auf meine Geschwister und mich aufpasste, als wir noch klein waren – ich war sechs Jahre alt, meine Schwester war vier und mein Bruder zwei. Sie verletzte meine jüngeren Geschwister, und ich fühlte mich dafür verantwortlich, weil ich die Älteste war und es unserer Mutter nicht gesagt hatte. Ich antwortete ihr: „Ich werde mir nie verzeihen, dass ich dich und unseren Bruder nicht beschützt habe. Und ich bin böse, weil ich weiß, dass ich enttarnt und ein Feigling bin.“
In diesem Moment sprach meine Schwester Worte, die direkt in mein Herz gingen. Sie erklärte mir, dass ein Geist der Schuld mich jahrelang die Lüge gelehrt habe, ich sei schuldig und böse. Aber Gott habe für Schuld vorgesorgt. Ich solle sie ihm bekennen, und er würde mir vergeben und mich von aller Ungerechtigkeit reinigen. In Liebe versicherte mir meine Schwester, dass ich nicht böse bin, dass Gott mich nicht böse gemacht hat, sondern dass sich ein anderer böser Geist mit der Schuld verbunden und mir beigebracht hat, ich sei böse.
Ich hätte nie gedacht, dass ein Christ so stark von bösen Geistern beeinflusst werden könnte, aber ich verstand, dass diese Worte

die Wahrheit waren, und ich nahm sie in mein Herz auf. Ich begann zu weinen, als sie mir Psalm 139 vorlas und auch die Wahrheit mitteilte, dass Jesus auch für mich gestorben wäre, wenn ich die Einzige wäre. Ihre Worte waren wie eine reinigende Dusche und drangen direkt in mein Herz. Als sie mir vorschlug, diese Dinge im Gebet vor Gott zu bekennen, war ich bereit! Nachdem ich Buße getan hatte, trieb sie einen Geist der Schuld und einen Geist des Selbsthasses aus. Und ich fühlte mich so NEU, völlig NEU!

Als ich neben meinem Mann ins Bett kroch, der sofort seinen Arm um mich legte, empfing ich diese Umarmung, wie noch nie zuvor. Selbst das war völlig neu. Als ich ihm erzählte, was mir gerade passiert war, wurde mir klar, dass sich darin die Geschichte der anderen Frau mit MS widerspiegelte, deren Worte mit meinen übereinstimmten: „Das werde ich mir nie verzeihen ...!"

Ich war für so vieles blind gewesen – wie Sünde aussieht, wie ich meine Schuld und Scham bekenne, dass ich Befreiung brauche – und mein Weg hatte gerade erst begonnen. Ich nahm mir vor, mehr zu lernen und herauszufinden, was ich meinem vergebenden Vater noch bekennen musste. Mein Gebetsleben veränderte sich dramatisch – ich war nie in der Lage gewesen, zu meinem himmlischen Vater zu beten, sondern hatte mich in meinen Gebeten nur an Jesus gewandt, obwohl ich wusste, dass es biblischer war, sich an den Vater zu wenden.

Erst als ich endlich mein eigenes Exemplar von *A More Excellent Way* bekam, wurde mir klar, dass ich als Folge meiner Umkehr körperliche Heilung erwarten konnte. Wann immer der Heilige Geist mir beim Lesen etwas offenbarte, das ich bekennen musste, schloss ich das Buch, gestand es Gott, empfing Vergebung – manchmal musste ich auch einen Geist wegschicken – und las dann weiter. Und es blieb nicht nur zwischen mir und Gott; es gab auch Menschen, die ich um Vergebung bitten musste, sogar aus der Vergangenheit. Ich verstand, wie die Sünde wirklich aussah – ich trank alles wie aus einem Feuerwehrschlauch – und ich wurde verändert! Im Laufe der Zeit stellte ich fest, dass ich keine MS-Symptome mehr hatte! Ich wartete, bis ich einen Monat lang keine mehr hatte, bevor ich jemandem erzählte, dass ich davon überzeugt war, dass ich von Multipler Sklerose geheilt war!

> Ein Jahrzehnt ist seit jenem gesegneten Abend des vierten Juli vergangen, als Gott den Lauf meines Lebens unterbrach und mich auf einen völlig anderen Weg brachte. Ich habe keine MS-Symptome mehr. Ich bin geheilt, befreit und ein neues Geschöpf in der Liebe des Vaters!
>
> Dana S.

## *Von der Parkinson-Krankheit geheilt*

Bill nahm vor ein paar Jahren an einem unserer Seminare teil. Er litt an der Parkinson-Krankheit. Hier erzählt er nun sein Zeugnis der vollständigen Heilung:

> Als mein Vater achtzig Jahre alt war, saß er in einem Rollstuhl und starb an fortgeschrittener Parkinson-Krankheit. Mein älterer Bruder saß ebenfalls im Rollstuhl und starb mit einundachtzig Jahren an fortgeschrittener Parkinson-Krankheit. Mit Anfang siebzig wurde auch bei mir Parkinson im Frühstadium diagnostiziert. Der Arzt sagte, es sei eine Familienkrankheit und es gäbe nichts, was er für mich tun könne.
>
> Nun, das akzeptierte ich nicht. Ich hatte das erste Buch von Dr. Wright, *A More Excellent Way,* gelesen und entdeckt, dass die geistlichen Ursachen der Parkinson-Krankheit in (bösen) Geistern von unbewältigter Ablehnung, Verlassenheit und aufgeschobener Hoffnung liegen. Als ich an am *For-My-Life*-Seminar teilnahm, tat ich Buße dafür, dass ich diesen Geistern erlaubt hatte, in meinem Herzen und meinem Sinn zu herrschen. Ich befahl diesen bösen Geistern, mich zu verlassen und nie mehr wiederzukommen.
>
> In den nächsten sechs Monaten erneuerte ich mein Denken; ich las jede Schriftstelle über Hoffnung, die ich in der Bibel fand und sann darüber nach.
>
> Am Ende dieser Zeit ging ich zu einem Folgetermin bei meinem Endokrinologen. Nachdem er mich untersucht hatte, sagte er: „Bill, du hast die Parkinson-Krankheit nicht mehr. Es liegt nicht an mir. Setze deine Medikamente ab. Du musst nicht mehr kommen!“

„Preist den Herrn!“, schließt Bill sein Zeugnis ab. „Ich bin geheilt! Ich bin gesund! Ich bin ein Wunder!“

# KAPITEL 8

# Rheumatoide Arthritis und Lupus

## *Rheumatoide Arthritis und Selbstanklage*

Rheumatoide Arthritis ist eine entstellende Autoimmunerkrankung. Auch hier stehen die weißen Blutkörperchen unter dem Einfluss eines Geistes und erkennen die Antigene auf dem Bindegewebsknorpel der Gelenke falsch. Sie sagen zu diesem Knorpel: „Wow, du bist der Feind!" Die weißen Blutkörperchen greifen den Körper an, indem sie dessen Bindegewebsknorpel zerstören, und es kommt zu einer Entzündung.

Alles, was mit dem Skelett oder den Knochen zu tun hat, hat *ein Identitätsproblem* als geistliche Ursache. Menschen mit rheumatoider Arthritis leiden unter Selbstanklage und können nicht umhin, sich mit anderen zu vergleichen. Sie akzeptieren sich nicht so, wie sie sind. Sie glauben, dass sie anderen unterlegen sind und reagieren deshalb allergisch auf sich selbst. Sie sehen sich selbst, die Welt und Gott sehr negativ. Wir müssen verstehen, dass wir dazu bestimmt sind, einzigartige Individuen zu sein und nicht ein Klon von jemand anderem. Wir sind wunderbar und einzigartig gemacht. Wir sind nicht nach dem Bild eines anderen Menschen geschaffen, sondern wir sind nach dem Bild Gottes geschaffen.

Das Traurigste an der rheumatoiden Arthritis ist, dass die Betroffenen glauben, sie seien nicht so gut wie alle anderen. Wenn die Gelenke dann ihre Flexibilität verlieren, verformen sich Körperteile, was z. B. zu verkrümmten Fingern und krummen Beinen führt. Am Ende sehen die Betroffenen schlechter aus und fühlen sich auch schlechter. Es ist von entscheidender Bedeutung, dass sie ihre negativen

Selbstbilder ablegen und beginnen, durch Jesus Christus ihre Identität im Vater zu finden.

Sandy ist eine Frau, bei der eine rheumatoide Arthritis (RA) diagnostiziert wurde. Mehrere Jahre lang litt sie unter starken Schmerzen in ihren Gelenken. Sandy liebte es, für ihre Familie zu kochen. Als sie krank wurde, konnte sie keine Lebensmittel mehr einkaufen, sie konnte sie nicht mehr zubereiten und sie konnte nicht mehr kochen. Wegen ihrer RA konnte sie kaum noch gehen; sie benutzte jahrelang einen Behindertenausweis in ihrem Auto. Sie befand sich in einer schrecklichen Situation, da der Feind sie gegen sich selbst programmiert hatte.

Sandy und ihr Mann Phil beschlossen, an einem *For-My-Life*-Seminar teilzunehmen, um zu erfahren, wie sie Heilung und Ganzheit erlangen konnte. Sie wurden beide überführt, als sie die Wahrheit über die geistlichen Ursachen von Krankheiten hörten. Sandy erforschte ihr Herz vor dem Herrn und erkannte, dass sie viele Jahre lang lügenhafte Gedanken des Selbsthasses und der Selbstablehnung akzeptiert hatte. Der Feind hatte sie mit seinen Lügen gefangen gehalten. Sandy tat Buße darüber, diese Lügen-Gedanken angenommen zu haben und öffnete sich für die Wahrheit, dass der Vater sie – aufgrund des Opfer seines Sohnes Jesus – liebte. Sie wurde in seiner Liebe erneuert und nahm aus freien Stücken seine Vergebung an. Nachdem sie vom Seminar nach Hause zurückgekehrt war, brauchte Sandy ihren Behindertenausweis nie wieder zu benutzen!

Sie war geheilt und befreit worden, indem sie Gottes Wahrheit über ihre Identität in ihrem Schöpfer angenommen hatte.

Heute hat Sandy keine rheumatoide Arthritis mehr. Sie hat keine Schmerzen mehr und genießt lange Radtouren am Strand mit ihrem Ehemann, mit dem sie seit 37 Jahren verheiratet ist. Sie sagt, ihr Leben sei jetzt sogar besser als vor ihrer RA-Erkrankung. Sie ist eine freie Frau, weil sie die Lügen des Feindes von sich gewiesen und Vergebung in Jesus Christus empfangen hat. Ihre Identität im Vater wurde wiederhergestellt.

## *Lupus und Schuldgefühle*

Ihre Organe sind das Herzstück Ihrer biologischen Beschaffenheit. Lupus ist eine Autoimmunerkrankung, bei der die weißen Blutkörperchen fälschlicherweise die Antigene auf dem Bindegewebe der Organe angreifen. Wenn die weißen Blutkörperchen beginnen, das Bindegewebe um Ihre Organe herum zu zerstören, verursachen sie Symptome wie Schmerzen, Müdigkeit, Fieber, Kurzatmigkeit und andere. Bei Lupus ist *Schuld* der primäre Auslösepunkt bzw. die geistliche Ursache. Wegen etwas oder vielleicht wegen vieler Dinge im Leben weigert sich der Betroffene, sich selbst zu vergeben und trägt tiefe Schuldgefühle in sich. Lupus wird häufiger bei Frauen als bei Männern diagnostiziert.

Schuldgefühle sind eine mächtige Kraft gegen uns. Es ist wichtig, dass wir verstehen, welche Mittel Satan einsetzt, um den Geist der Schwäche in unsere Mitte zu bringen. Um Satans Pläne zu durchkreuzen, müssen wir uns selbst vergeben und die Schuld loslassen. Schuldgefühle widersetzen sich dem auferstandenen Christus und der Vergebung. Schuld ist ein antichristlicher Geist. Schuldgefühle kommen nicht von Gott! In Psalm 103,12 erfahren wir, dass Gott uns so weit wie möglich von unseren Sünden getrennt hat: *„So fern der Osten ist vom Westen, hat er von uns entfernt unsere Vergehen."* Wie viel weiter als das kann Gott Sie von Ihren Sünden trennen? Warum sollten Sie Schuldgefühle für etwas haben, das Gott Ihnen vergeben hat? Warum sollten Sie an Dingen in Ihrer Persönlichkeit festhalten, die nicht von Gott stammen?

In der medizinischen Welt gilt Lupus als unheilbar, aber ich durfte erleben, dass viele Menschen von dieser Krankheit geheilt wurden, darunter auch Lauren, deren Zeugnis nun folgt:

> Kurz nach meinem College-Abschluss im Jahr 2007 heiratete ich meinen Freund. Nach nur eineinhalb Jahren Ehe kam ich zu dem Schluss, dass ich einen Fehler gemacht hatte. Ich zog in meine eigene Wohnung und reichte die Scheidung ein. Er war kein schlechter Kerl, aber ich beschloss, dass er nicht der Richtige für mich war. Mein Handeln war egoistisch und ich fühlte mich sehr schuldig, weil ich mich von ihm scheiden ließ. Ich erhielt Hassbriefe von meinen Ex-Schwiegereltern, die schreckliche Dinge

über mich sagten. Die Schuldgefühle wurden etwa drei Jahre lang immer stärker, bis ich anfing, seltsame Symptome zu verspüren und einen Arzt aufsuchte.

Als bei mir Lupus diagnostiziert wurde, sagte mir der Arzt, es gäbe keine Heilung – alles, was sie tun könnten, sei, die Krankheit zu „managen". Ich verließ die Praxis und rief meine Schwester an, während ich noch auf dem Flur stand. Sie erzählte mir sofort von *Be in Health* und gab mir kurz darauf ein Exemplar von Dr. Wrights Buch *A More Excellent Way*. Die in dem Buch beschriebenen geistlichen Ursachen waren so genau, dass ich schockiert war! Das Buch sprach direkt zu mir. Ich erkannte, dass Schuldgefühle die Ursache von Lupus in meinem Leben waren, und ich wusste, dass ich etwas grundlegend ändern musste. Ich nahm an einer dreitägigen Konferenz teil, die Dr. Wright in Minnesota abhielt, und ich hing an jedem Wort, das er sagte. Ich war überwältigt von der Wahrheit, die ich hörte!

Ich musste lernen, wie ich Gottes Vergebung annehmen und auch mir selber vergeben konnte. Als ich aufwuchs, dachte ich, dass man um Vergebung bittet und dann auf das Beste hofft. Durch das, was ich bei *Be in Health* gelernt habe, habe ich erkannt, dass ich um Vergebung bitten und sie auch wirklich erhalten kann. Meine Sünden wurden mir aufgrund dessen, was Jesus am Kreuz getan hat, *wirklich* vergeben. Ich musste auch mir selbst vergeben, was einige Zeit dauerte, aber ich konnte es tun.

Meine Heilung von Lupus erfolgte nicht sofort, sondern war ein Prozess. Am Anfang flehte ich Gott an, mich sofort von den Lupus-Symptomen zu heilen. Aber später wurde mir klar, dass er etwas viel Größeres vorhatte. Er brachte mir die Dinge Schritt für Schritt bei und führte mich näher zu ihm, weil er wollte, dass ich ihm dauerhaft nahe bleibe. Gott war nicht nur an meiner körperlichen Heilung interessiert, sondern auch an der Genesung meines Geistes!

Während ich dies nun erzähle, sind Schuld und Scham in meinem Leben besiegt. Ich fühle weder Schuld noch Scham wegen der Scheidung, da ich sie Gott als Sünde bekannt, ihn um Vergebung gebeten und sie auch erhalten habe! Im Jahr 2014 nahm ich an einem einwöchigen *For-My-Life*-Seminar teil und ließ mich taufen.

Nach dieser Woche verschwanden meine Symptome allmählich! Es war kein einfacher Prozess, es brauchte Zeit und ich musste vieles lernen, aber ich kann mit gutem Gewissen sagen, dass ich jetzt von Lupus geheilt bin.
Heute bin ich glücklich mit meinem zweiten Mann verheiratet. Als bei mir Lupus diagnostiziert wurde, sagte mir der Arzt, ich solle wegen der starken Medikamente gar nicht erst versuchen, schwanger zu werden. Seitdem ich geheilt bin und die Medikamente nicht mehr benötige, haben wir zwei Söhne bekommen. Auch die Schwangerschaft mit meinem zweiten Sohn wurde durch die Ärzte aufgrund meiner gesundheitlichen Vorgeschichte noch als Hochrisikoschwangerschaft eingestuft. Aber bei jedem meiner wöchentlichen Ultraschalluntersuchungen sahen sie wunderbare Ergebnisse, und mein Sohn wurde völlig gesund und kräftig geboren! Ich bin *Be in Health* so dankbar, dass sie mir die Wahrheit mitgeteilt haben. Und ich bin Gott so dankbar für seine Verheißungen der Heilung! Ich bete, dass mein Zeugnis auch anderen hilft, die Krankheit zu überwinden!

Lauren H.

### Sieben Dinge, die ich praktiziert habe, um Lupus zu überwinden

- Ich bat Gott um Vergebung und habe sie auch erhalten, weil Jesus für meine Sünden am Kreuz gestorben ist. Daran habe ich mich täglich erinnert.
- Ich habe mich nicht mit der Krankheit identifiziert. Ich habe sie immer als *der* Lupus bezeichnet, nie als *meinen* Lupus, weil es lediglich etwas war, das mich im Moment betraf.
- Ich behielt mein Vertrauen zu Gott, weil ich wusste, dass er mich heilen würde, und ich glaubte an ihn und seinen Zeitplan für meine Heilung.
- Ich las die Zeugnisse über die Heilung anderer. Ich blieb immer hoffnungsvoll, auch wenn es unmöglich schien.
- Ich habe mich täglich Gott unterstellt und dem Teufel widerstanden. Ich gehörte Gott, und deshalb hatte der Teufel kein Recht mehr auf mein Leben.

- Wenn mir Gedanken der Schuld in den Kopf kamen, verwarf ich sie sofort. Ich drehte sie sogar um und sagte: „Gut, dass mir vergeben wurde! Ich danke dir, Gott!“
- Ich dankte Gott ständig für die Heilung, von der ich wusste, dass sie kommen würde. Natürlich danke ich Gott auch jetzt noch oft für meine Heilung und all meine anderen Segnungen.

# KAPITEL 9

# Morbus Crohn und Morbus Basedow

## *Morbus Crohn und Leistungsstörungen*

Morbus Crohn ist eine Autoimmunerkrankung, bei der die Neurotransmitter den weißen Blutkörperchen wieder einmal ein falsches Signal geben. In diesem Fall beschließen die weißen Blutkörperchen, dass sich das Antigen eines Eindringlings auf der Darmschleimhaut des Dickdarms und oft auch des Dünndarms befindet. Wenn sie dann beginnen, die Darmschleimhaut zu „fressen", führt dies zu Entzündungen, Geschwüren, Blutungen und Schmerzen. Es ist eine ernsthafte Krankheit. Vergessen Sie nicht, dass die medizinische Welt nicht weiß, warum eine Fehlfunktion auftritt, die den weißen Blutkörperchen signalisiert, den Körper anzugreifen. Wir wissen, dass der Feind daran arbeitet, das Immunsystem zu schwächen, bis der Geist der Schwäche in unseren Körper eindringen und dort herrschen kann.

Bei der Untersuchung einer Fallgeschichte nach der anderen bin ich zu dem Schluss gekommen, dass es sich bei Morbus Crohn um eine *Leistungsstörung* handelt, bei der der Betroffene extrem darauf bedacht ist, alles richtig zu machen, um die Menschen um ihn herum zufriedenzustellen. Morbus Crohn ist auch mit Schuldgefühlen verbunden, weil die betroffene Person nicht glaubt, dass sie wirklich etwas richtig machen kann. Infolgedessen wird sie zu einem falschen Lastenträger für andere. Sie greift die Probleme anderer Menschen auf und gibt sich selbst die Schuld, wenn es für diese anderen nicht gut läuft. Sie gibt sich selbst die Schuld dafür, dass andere sich unglücklich fühlen, als sei sie für deren Versagen genauso verantwortlich wie für ihr eigenes. Vieles dreht sich darum, dass Leistung sehr wichtig ist.

Menschen mit Morbus Crohn können sogar hyperventilieren, weil sie befürchten, es könnte ein Problem geben, auch wenn es keines gibt. Es ist ein ständiger, unaufhörlicher Selbstkonflikt, der mit Leistung zu tun hat. Die Lösung, um von Morbus Crohn geheilt zu werden, besteht darin, nicht mehr zu versuchen, es den Menschen recht zu machen, nicht mehr zu viele Lasten anderer auf sich zu nehmen und nicht mehr deren Schuld für die Dinge zu tragen, die sie nicht richtig machen. Menschen mit Morbus Crohn müssen sich auf die Liebe und Annahme einlassen, die der Vater für sie hat.

## *Morbus Basedow und die Schilddrüse*

Die Basedowsche Krankheit ist eine Autoimmunerkrankung, bei der sich die weißen Blutkörperchen in der Schilddrüse zusammenballen. Dadurch entsteht eine Schwellung und Entzündung, die die Schilddrüse dazu bringt, dass sie das Hormon Thyroxin überproduziert. Dieser Zustand wird auch als Hyperthyreose bezeichnet. Bei Morbus Basedow leiden Sie unter übermäßiger Müdigkeit, Herzklopfen, einem sich entwickelnden Kropf und hervortretenden Augen. Die Basedow-Krankheit tritt in der Regel bei Frauen auf und kann, wenn sie unbehandelt bleibt, lebensbedrohlich sein.

Die geistliche Ursache hinter der Basedow-Krankheit ist eine Leistungsstörung, ähnlich wie bei Morbus Crohn, allerdings greift sie einen völlig anderen Teil des Körpers an. Die Antwort der Medizin auf Morbus Basedow besteht darin, die Schilddrüse mit radioaktiven Chemikalien zu zerstören und Sie dann für den Rest Ihres Lebens mit Schilddrüsenmedikamenten zu behandeln. Gottes Rezept dagegen ist, dass Sie von den Ursachen, die die Krankheit verursachen, geheilt werden und ein gesundes Leben führen.

Unsere Familie hat eine Freundin, die ich Jean nennen werde. Sie rief mich vor einigen Jahren an, nachdem bei ihr Morbus Basedow diagnostiziert worden war. Sie kannte meine Lehren schon seit einigen Jahren und wollte mit mir über die geistlichen Ursachen sprechen, die damit verbunden sind.

Ich antwortete ihr: „Ich weiß ein wenig über Autoimmunerkrankungen, und ich weiß über dich Bescheid. Jean, du kümmerst dich einfach um zu viel. Du hast eine Leistungsstörung. Es gibt so viele Leute, die zu dir kommen. Du lehrst sie und versuchst, ihnen zu helfen. Sie wollen aber nicht auf dich hören. Sie wollen nicht die ersten nötigen Schritte tun, aber sie kommen immer wieder, und du nimmst ihr Versagen auf dich, als wäre es dein eigenes. Gib es zu: Sie machen dich mürbe. Sie rufen dich an und wollen Gebet, aber sie tun nicht, wofür das Gebet steht. Du fühlst dich für sie verantwortlich, und jetzt hast du das Gefühl, dass du ihnen gegenüber versagt hast."

Unter Tränen antwortete sie: „Du kennst mich einfach zu gut."

Jean begann zu Gott zu gehen, um ihr Herz und ihr Denken zu ändern, und bekannte ihre Sünde, die Lasten anderer Menschen auf sich zu nehmen. Sie betete und begann, täglich aufrichtig über das Wort Gottes nachzusinnen. Sie nahm diese Schuldgefühle und Gedanken der Selbstanklage unter den Gehorsam Jesu Christi gefangen und verwarf sie, weil sie nicht von Gott, sondern vom Feind stammten. Nach einer gewissen Zeit ging sie wieder zu ihrem Arzt, der einen Bluttest machte und ihr dann die gute Nachricht überbrachte: „Ihre Schilddrüse funktioniert normal. Es gibt keine Anzeichen mehr für Morbus Basedow!" Alle Autoimmunaktivitäten hatten aufgehört. Jean ist heute gesund und munter, weil sie sich an Gottes Wahrheit gehalten hat.

## *Mit dem Vater versöhnt*

Wir haben im Laufe der Jahre bei einer Reihe von Menschen erlebt, dass sie von der Basedowschen Krankheit geheilt wurden. Ihr Leben wurde durch die biblische Wahrheit der Umkehr von der Leistungsstörung und der Annahme der Liebe des Vaters wiederhergestellt. Hier folgt das erstaunliche Zeugnis einer weiteren Frau, die zusammen mit ihren Familienmitgliedern von der Krankheit befreit wurde.

Mein erster Besuch in Thomaston, Georgia, für das *For-My-Life*-Seminar fand vor einigen Jahren statt. Mein Leben war ein Scherbenhaufen; es war nicht mehr wiederzuerkennen. Ich wusste, dass ich Hilfe brauchte, aber ich hatte keine Ahnung, wohin ich mich wenden sollte. Mein Leben und meine Ehe befanden sich seit einigen Jahren in einer Abwärtsspirale. Das geheime Leben meines Mannes mit Pornografie und Untreue, von dem ich absolut nichts geahnt hatte, war aufgedeckt worden. Mein Herz begann ungewöhnlich schnell zu schlagen, eine der vielen Begleiterscheinungen von Stress und Angstzuständen. Ich hatte mich übermäßig stark an den Alkohol gewöhnt, der zu einer Sucht geworden war.

Nachdem ich sechs Monate lang einen unkontrollierbaren Herzschlag hatte, wurde bei mir eine schwere Basedow-Krankheit und eine Schilddrüsenüberfunktion diagnostiziert. Mein Puls blieb konstant bei 125 bis 130 Schlägen pro Minute! Ich war ständig kurz vor einer Panikattacke, und mein Herz fühlte sich an, als würde es die Innenseite meiner Rippen quetschen, vor allem, wenn ich mich zum Ausruhen hinlegte. Außerdem hatte ich lähmende Schmerzen im Rücken, im ganzen linken Arm bis zum kleinen Finger, ähnlich wie bei einem Herzinfarkt. Es wurde zeitweise so schlimm, dass ich mich nur noch in eine Fötuslage begeben konnte in dem Versuch, es zu stoppen. Die Basedow-Krankheit hatte sich auch auf meine Augen ausgewirkt, so dass mein linkes Auge aus der Augenhöhle hervortrat. Als ich anfing, Schilddrüsenmedikamente gegen die Symptome einzunehmen, nahm ich zwanzig Pfund zu, was meinem ohnehin schon geringen Selbstvertrauen nicht gerade zuträglich war. Ich war ein Wrack.

Ich hatte von dem *For-My-Life*-Seminar gehört, aber ich hatte wirklich Angst, dass sie mich nicht akzeptieren würden, dass meine Symptome zu extrem für sie wären. Eine liebe Freundin erklärte sich bereit, mich zu begleiten. Anstatt unsere fünfzigsten Geburtstage gemeinsam zu feiern, fuhren wir nun von Südflorida nach Georgia. Wir kamen am Samstagabend auf dem Campingplatz an und besuchten am nächsten Morgen die Kirche. Nach dem Gottesdienst blieben wir zurück, damit ich mit Dr. Wright sprechen konnte. Meine Freundin sprach für mich, da ich zu diesem Zeitpunkt extrem ängstlich war. Der einzige Kommentar von Dr. Wright zu mir war sehr liebevoll: „Sie sind nur ein Mädchen.“ Damals machte das nicht viel Sinn, aber im Laufe der Woche verstand ich die tiefere Bedeutung dahinter. Es war seine freundliche Art zu sagen, dass es nicht meine Aufgabe sei, die ganze Welt zu verbessern. Es war eine Erleichterung für mich, weil ich wusste, dass ich nicht über mein Vermögen Leistung bringen musste.

Gleich am ersten Tag lernte ich, dass das Nennen „meiner Diagnose“ bedeutet, „meine Krankheit“ zu akzeptieren. Die Worte, die aus meinem Mund kamen, waren mächtiger, als mir bewusst war. *„Tod und Leben sind in der Gewalt der Zunge, und wer sie liebt, wird ihre Frucht essen“* (Sprüche 18,21). Die bösen Geister, mit denen ich übereingestimmt hatte, waren auf dem Vormarsch und ruinierten mein Leben, und ja, ich war nur ein Mädchen. Ich dachte, ich hätte das Christsein verstanden. Ich dachte, ich hätte eine grundlegende Vorstellung davon, was das Wort Gottes in meinem Leben bedeutet. Mir wurde klar, dass ich wirklich ein geistliches Baby war und noch so viel wachsen musste.

Diese Woche brachte so viel Weisheit und Wahrheit ans Licht, dass sich meine Gedanken überschlugen. Der Feind tat sein Bestes, um mich davon abzuhalten, das zu empfangen, was Gott für mich geplant hatte. Am Mittwochabend, als ich meine Hausaufgaben erledigte, hatte ich das Gefühl, wirklich einen Herzinfarkt zu bekommen. Ich versuchte mein Bestes, trotz der Symptome zu atmen, verlangsamte meinen Puls ein wenig und dachte über alles nach, was ich in dieser Woche bisher gelernt hatte. Ich erkannte, dass dies nur ein Trick des Geistes der Angst war. Ich war schon zu oft auf diesen Trick hereingefallen. Nachdem ich diesen Geist erkannt und von mir gewiesen hatte, überstand ich die Nacht und schlief wie ein Baby.

Am Donnerstag fand am Ende des Tages die Taufe statt. Ich habe keine Worte, um die Gefühle zu beschreiben, die mich jetzt durchfluteten. Ich hatte zum ersten Mal das Gefühl, dass ich genug wusste, um im Gebet die Symptome wegschicken und in Frieden leben zu können. Die Taufe war für mich ein phänomenaler Ausdruck dieser Erkenntnis. Der Freitag beendete die Woche mit ermächtigenden Gebeten und der Zurückweisung der Geister in Bezug auf jeden Teil unseres Körpers, gefolgt von Gebeten für jeden persönlich. Nach dieser Woche hatte ich ein so riesiges „Vermögen“ auf meinem geistlichen Bankkonto, dass ich das Gefühl hatte, *über Wasser gehen zu* können! Ich hatte von vielen Wundern gehört, die sich in dieser Woche ereignet hatten, aber das größte Wunder war für mich das „Mädchen“, das sechs Tage zuvor angekommen war. Ich hatte eine innere Veränderung erlebt. Ich spürte ein Vertrauen, das nur der Herr, seine Wahrheit und seine Liebe geben können. Ich wurde neu gemacht.

Die Wunder in meiner Familie gingen weiter. Ich kehrte mit meinen beiden Töchtern zum *For-My-Life*-Seminar zurück. Eine von ihnen kämpfte zu dieser Zeit mit tiefsitzenden Ängsten und Selbstmordgedanken. Der Seelsorger, den wir aufgesucht hatten, drängten auf einen stationären Aufenthalt in der Psychiatrie. Ich hatte Angst um meine Tochter, aber ich erinnerte mich an die Lehren aus meinen Wochen bei *Be in Health;* wir packten unser Auto und fuhren nach Thomaston. Meine angeschlagene Tochter war nach einer Woche von so viel Liebe und Freiheit erfüllt, dass sie fragte, ob wir eine zweite Woche bleiben könnten, um ein weiteres Mal am Seminar teilnehmen zu können! Gott hatte ihr Herz und ihr Denken verwandelt, als sie sich öffnete, um seine heilende Liebe zu empfangen. Ihr Leben begann in dieser Woche neu – ein neues Leben, ein Leben in Freiheit. Meine beiden Töchter haben diese biblischen Wahrheiten auf jeden Lebensbereich angewandt. Was für ein großes Geschenk für eine Mutter, wenn sie sieht, dass ihre Kinder in der Wahrheit wandeln.

Ein letzter Segen für die Familie war, als mein Mann und ich beschlossen, gemeinsam zu kommen. Es wurde zu einer unglaubliche Zeit der Verbundenheit. Wir werden als Paar nie wieder dieselben sein. Was der Feind zu unserer Zerstörung geplant hatte, hat Gott in seiner Vollkommenheit gesegnet. Ich fühle mich jetzt von meinem Mann geschätzt und geliebt, und er weiß, dass ich ihn auf eine gottgefällige Weise liebe und respektiere, die ihn als Mann Gottes aufbaut. Was ich für verloren hielt, wurde nicht nur wieder auferweckt, sondern unsere Ehe ist besser als je zuvor.

Oh, und übrigens, diese medizinische Diagnose, die ich früher als die meine angesehen habe? Sie ist nicht mehr Teil meiner Geschichte! Meine schlechten Blutwerte und alle Symptome und Nebenwirkungen der Basedow-Krankheit sind längst verschwunden. Ich greife nicht mehr zum Alkohol, um mich zu trösten, mein Auge ist wieder normal und mein Leben ist mehr als gesegnet. Ich danke dir, guter, guter Vater, dass du mir durch deine Wahrheit den Weg zu Frieden und wahrer Freude gezeigt hast.

Donna B.

# Kapitel 10

# Diabetes 1, Schuppenflechte und mehr

Diabetes (mellitus) Typ 1 ist eine Autoimmunerkrankung, bei der die Bauchspeicheldrüse nicht mehr das Insulin produziert, das zur Kontrolle des Blutzuckerspiegels im Körper benötigt wird. Das körpereigene Immunsystem, das eigentlich zur Bekämpfung schädlicher Bakterien und Viren geschaffen wurde, identifiziert fälschlicherweise die Antigene auf den Inselzellen der Bauchspeicheldrüse als Feinde, greift sie an und „frisst" sie. Infolgedessen werden diese Inselzellen zerstört und können nicht mehr das Insulin produzieren, das benötigt wird, um Zucker (Glukose) in unsere Zellen zu transportieren, sodass der Zucker sich im Blutkreislauf ansammelt. Dies kann zu lebensbedrohlichen Zuständen führen.

Obwohl auch Erwachsene Diabetes Typ 1 entwickeln können, beginnt die Krankheit in der Regel in der Kindheit und ist eine direkte Folge des Lebens in einer feindseligen oder lieblosen familiären Umgebung, insbesondere der Ablehnung durch den Vater. Ein Kind beginnt vielleicht zu denken: „Mit mir stimmt etwas nicht." Es greift sich selbst in seinem Denken und mit seinem Mund an – mit der Folge, dass der Körper den Körper angreift. Ein liebloser Geist ist die Ursache von Typ-1-Diabetes. Er kann vererbt werden, indem er über Generationen hinweg weitergegeben wird und so in das Leben eines Kindes kommt.

Wir haben erlebt, dass viele Menschen von Diabetes geheilt wurden. Damit Heilung geschehen kann, muss es eine absolute Veränderung in einer Person geben, die es ihr erlaubt, die Liebe Gottes zu empfangen. (Bitte hören Sie aber nicht auf, Ihr Insulin zu nehmen, bevor Ihr Arzt bestätigt hat, dass Sie nicht mehr an Diabetes leiden.)

Eine Randbemerkung: Dieses Buch befasst sich mit Autoimmunerkrankungen, zu denen auch Typ-1-Diabetes gehört. Typ-2-Diabetes ist eine Angst- bzw. Stresserkrankung, bei der die weißen Blutkörperchen die Funktion des Pankreasgewebes beeinträchtigen, aber die Inselchen werden nicht zerstört; sie funktionieren einfach nicht richtig. Die möglichen geistlichen Ursachen von Typ-2-Diabetes sind vielfältig, darunter Versagensängste, Menschenfurcht, Antriebslosigkeit und die Unfähigkeit, Liebe zu empfangen. Typ-2-Diabetes und Stresserkrankungen werden in meinen Büchern *Der herausragende Weg, um in Gesundheit zu leben, Die geistlichen Ursachen von Krankheiten* und *Die geistlichen Ursachen von Diabetes* ausführlicher behandelt.

## *Schuppenflechte (Psoriasis)*

Psoriasis ist eine Autoimmunerkrankung, bei der die weißen Blutkörperchen vom Gehirn eine Fehlinformation erhalten und sich auf der Haut ansammeln. Normalerweise sterben unsere Hautzellen ab und lösen sich von der Haut, aber bei der durch die Autoimmunerkrankung verursachten Entzündung lagern sich die abgestorbenen Zellen stattdessen auf der Haut ab und führen zu Schuppung, Abblättern, Rötung und Verhärtung. Es kann eine juckende und schmerzhafte Krankheit sein, für die weder eine Ursache noch eine Heilung bekannt ist; Mediziner verschreiben Salben und Therapien als Krankheitsmanagement. In unserer langjährigen Erfahrung haben wir festgestellt, dass die geistliche Ursache der Schuppenflechte Selbsthass, mangelndes Selbstwertgefühl und Identitätskonflikte sind.

Jake und Penny sind ein Ehepaar, das uns erzählte, wie sie von vielen Krankheiten, einschließlich Psoriasis, frei wurden.

Penny begann: „Wir hatten vorher noch nie von der Arbeit von *Be in Health* gehört, aber eines Tages fanden wir Videos ihrer Lehren auf YouTube. Unser Weg zu einem gesunden Leben begann damit, dass wir uns ihre Mini-Lektionen über die geistlichen Ursachen von Krankheiten anschauten. Wir sahen uns eine Lektion an, erforschten unsere Herzen und baten dann den Herrn, uns zu vergeben, dass wir uns nicht selbst liebten, dass wir den Lügen des Feindes glaubten und dass wir unsere Identität nicht in ihm suchten. Jake hatte schon seit einigen Jahren mit Schuppenflechte zu kämpfen. Sie war an beiden Armen einen Viertelzoll dick, rot und schuppig vom Ellbogen bis zur Hand. Als wir uns die *Be in Health*-Miniserie über Schuppenflechte ansahen, erfuhren wir, dass es sich um eine Autoimmunerkrankung handelt, die darauf zurückzuführen ist, dass man sich selbst nicht liebt. Wir begannen, die Lehren in die Tat umzusetzen. Wir taten Buße Gott gegenüber, dass wir den Lügen des Feindes geglaubt hatten, und wir öffneten uns für die Liebe des Vaters."

Jake fügte hinzu: „Täglich ergriff ich das Wort Gottes für mich und fuhr damit fort, mich so zu lieben, wie Gott es vorgesehen hat." Penny fuhr fort: „An einem heißen Sommertag sahen wir in unserem Haus in Texas fern, als ich zu Jake hinüberblickte, der ein kurzärmeliges Hemd trug. Ich schaute noch einmal hin und rief aus: ‚Deine Schuppenflechte geht weg!' Die Schuppenflechte war sowohl an seinen Armen als auch an seiner Wade deutlich zurückgegangen. Wir waren ganz begeistert, und unser Glaube begann wirklich zu wachsen. Heute, Monate später, ist seine Schuppenflechte vollständig verschwunden. Er liegt nachts nicht mehr wach und kratzt sich. Jake war von einer Autoimmunerkrankung geheilt worden. Aber das war noch nicht alles. Wir sahen uns auch Lektionen über die Heilung von PTBS[1], Typ-2-Diabetes und Schlafapnoe[2] an, alles Bereiche, mit denen Jake jahrelang gekämpft hatte. All diese Krankheiten und Störungen verschwanden aus seinem Leben, als wir die Lehren über die Wiederherstellung unserer Identität im Vater und die Zurechtweisung des Geistes der Schwäche, der sein Leben angriff, anwandten."

Jake fügte hinzu: „Ich wurde von all dem Zeug befreit, das ich jahrelang mit mir herumgetragen hatte. Ich war mir dessen nicht einmal bewusst gewesen, aber es hatte sich Jahrzehnt für Jahrzehnt, Erfahrung für Erfahrung angehäuft. Jetzt bin ich frei, und ich fühle mich buchstäblich dreißig Pfund leichter!"

Am Ende des Interviews war Penny ganz gerührt. „Als wir gerettet wurden, bekamen wir den Teil der Geschichte mit, was wir tun müssen, um in den Himmel zu kommen. Durch diese Lehren jetzt haben wir gelernt, was wir tun müssen, um hier auf Erden erfolgreich und gesund zu leben. Wir sind keine Opfer mehr. Wir können uns

---

[1] Posttraumatische Belastungsstörung.

[2] Eine schlafbezogene Atmungsstörung.

erheben und der Mann und die Frau Gottes sein, für die er uns geschaffen hat. Und dafür sind wir sehr dankbar!"

## *Heilung von interstitieller Zystitis und Sarkoidose*

Die interstitielle Zystitis (IC) ist eine Autoimmunerkrankung, bei der die weißen Blutkörperchen die Blase angreifen und einen Blasendruck und Schmerzen verursachen, die oft von Beckenschmerzen begleitet werden. Die Symptome beginnen in der Regel mit einer Zunahme der Häufigkeit des Wasserlassens und des Harndrangs. Die überwiegende Mehrheit der mit IC diagnostizierten Patienten sind Frauen, deren Symptome von leichtem Unbehagen bis hin zu starken, lähmenden Schmerzen reichen. In den schwereren Fällen, bei denen es zu Geschwüren an der Blasenwand kommt, kann diese Krankheit verheerende Auswirkungen auf den Lebensstil und die alltäglichen Aktivitäten haben.[3]

Die interstitielle Zystitis hat ähnliche Symptome wie eine Blasenentzündung, aber es sind keine Bakterien beteiligt. Auch hier greift der Körper sich selbst an. Die weißen Blutkörperchen haben vom Gehirn eine Fehlalarm erhalten. Sie halten die Antigene auf der Blasenschleimhaut fälschlicherweise für einen Eindringling und beginnen sie zu attackieren. In schweren Fällen ist die Blasenschleimhaut mit roten, blutenden Geschwüren bedeckt. Die medizinischen Behandlungen reichen von einfachen Maßnahmen zum Stressabbau bis hin zu aggressiven Schmerzmitteln.[4]

Die geistlichen Ursachen der interstitiellen Zystitis sind Selbsthass, Schuld und Scham. Das Immunsystem wurde vom Feind geschwächt, und der Geist der Schwäche hat sich festgesetzt. Die weißen Blutkörperchen beginnen, die Blasenschleimhaut anzugreifen, und verursachen damit Zerstörung und Krankheit. Aber der Vater, der möchte, dass Sie in Gesundheit leben, bringt Leben, wie Sie weiter unten in der Geschichte von Janice L. sehen werden, die neben anderen Krankheiten sowohl mit interstitieller Zystitis als auch mit Sarkoidose kämpfte und davon befreit wurde.

---

[3] „What Is Interstitial Cystitis?" Interstitial Cystitis Association, https://www.ichelp.org/about-ic/what-is-interstitial-cystitis/

[4] „What Is Interstitial Cystitis?" Interstitial Cystitis Association.

Sarkoidose ist eine seltene entzündliche Autoimmunerkrankung, bei der sich in verschiedenen Organen des Körpers kleine Flecken mit rotem und geschwollenem Gewebe (Granulome genannt) bilden. Sie kann sich in jedem Organ entwickeln, aber in den meisten Fällen greifen die weißen Blutkörperchen fälschlicherweise die Lunge und die Haut an und verursachen eine Entzündung. Zu den typischen Symptomen der Sarkoidose gehören Müdigkeit, Kurzatmigkeit, ein anhaltender Husten und schmerzhafte rote Beulen auf der Haut. Da die medizinische Wissenschaft keine Heilung kennt, besteht das Ziel darin, die Krankheit mit Medikamenten in den Griff zu bekommen, damit sie sich bessert. Sind der Selbsthass und der lieblose Geist, die hinter dieser Krankheit stehen, einmal überwunden und die Identität mit dem Vater wiederhergestellt, können Menschen durch Gottes Gnade von dieser Krankheit geheilt werden.

## *Janice' Heilungszeugnis*

Als junge Mutter im Alter von nur sechsundzwanzig Jahren begann für mich ein schmerzhafter Krankheitsweg. Zuerst wurde Sarkoidose diagnostiziert, eine Bindegewebserkrankung, die die Organe angreift. Sie griff meine Lungen an, und die Ärzte mussten auch eine Biopsie meiner Leber und meiner Wirbelsäule machen. Ich verlor viel Gewicht, war sehr schwach und müde und hatte Atemprobleme. In den folgenden Jahren erhielt ich eine Autoimmundiagnose nach der anderen – interstitielle Zystitis, Lichen sclerosus, Hypoglykämie – und alle galten als unheilbar.

Ich hatte diese und andere Krankheiten während meiner jungen Erwachsenenjahre, die ich mit medizinischer Hilfe so gut wie möglich in den Griff bekam, bis ich in meinen frühen Fünfzigern war und meine Tochter mir das Buch *A More Excellent Way* von Dr. Henry Wright gab. Ich begann es zu lesen und war erstaunt, dass es viele hoffnungsvolle Antworten für mich enthielt. Was mir jedoch am meisten auffiel, war etwas, das ich nur schwer fassen konnte. Ich war schon seit Jahren Christin, aber ich hatte noch nie von den verheerenden Folgen gehört, die Selbsthass und Selbstverachtung für unseren Körper haben können. Mein Mann und ich vereinbarten zusammen mit unserer Tochter einen Termin bei Dr. Wright, als er auf einer Konferenz in Sarasota, Florida, sprach. Das war mein erster großer Schritt in Richtung Ganzheit – Geist, Seele und Körper.

Im darauffolgenden Jahr nahmen mein Mann und ich an einem *For-My-Life*-Seminar teil und lernten etwas über die geistlichen Ursachen von Autoimmunerkrankungen und so viele andere Dinge, die uns beeinträchtigen, wenn wir die Lügen des Feindes akzeptieren, anstatt die Wahrheit von Gottes Wort anzunehmen. Mir war nicht klar, wie wichtig dies für unsere Gesundheit und Ganzheit ist. Ich begann, so viele Dinge auf mein Leben anzuwenden, die mir in der Kirche nie beigebracht worden waren – über die Liebe des Vaters zu mir und wie wichtig es für mich ist, mich selbst zu lieben.

Zusätzlich zu den Autoimmunerkrankungen litt ich auch an Fibromyalgie, einer Belastungsstörung, die Schmerzen in Muskeln und Bändern, Müdigkeit und Schlaflosigkeit verursacht. Ich lernte, dass die geistliche Ursache der Fibromyalgie war, dass ich so viel Angst und Furcht mit mir herumtrug, weil mein Vater nicht wirklich für mich da war und auch, weil mein Mann sehr getrieben war. Die Geister der Angst, des Getriebenseins, etwas zu leisten, um Liebe zu verdienen, und die Schuldgefühle – all das nahm ich auf mich, weil ich den Lügen des Feindes glaubte. Bei *For My Life* habe ich gelernt, wie wichtig es ist, mich selbst zu schonen und mich nicht dazu zu zwingen, für die Menschen um mich herum etwas zu leisten.

Ich glaube, dass die Gebete um Befreiung für mein Leben ebenfalls entscheidend waren. Ich wurde von den Geistern des Selbsthasses, der Selbstverachtung, der Selbstbitterkeit, der Angst und der Ablehnung befreit. Ich weiß, dass dies ein Schlüssel zu meiner Heilung und Genesung war. Ich wurde auch von dem Geist des Todes und dem Geist der Schwäche befreit. Der Feind war hinter mir her. Er hat mir über fünfundzwanzig Jahre meines Lebens gestohlen, aber Gott ist der große Wiederhersteller!

Gott sei Dank wurde ich nach dem *For-My-Life*-Seminar fast sofort von der Fibromyalgie befreit. Die Heilung von den Autoimmunerkrankungen geschah nicht so schnell. Es dauerte noch drei oder vier Jahre, bis meine Heilung vollständig war und alle

Symptome verschwunden waren. Da ich mehr als fünfundzwanzig Jahre lang den Lügen des Feindes über meinen Selbsthass aufgesessen war, musste ich über Gottes Wort meditieren und es zulassen, dass es meine Gefühle für mich und auch mein Verständnis von Gottes Liebe für mich veränderte.
Ich las regelmäßig Psalm 139, der besagt, dass ich einzigartig und wunderbar gemacht bin. Ich habe Psalm 103,3 studiert, in dem steht, dass Gott mir alle meine Sünden vergibt und alle meine Krankheiten heilt. Wenn ich also glaube, dass Gott mir alle meine Sünden vergibt, warum glaube ich dann nicht, dass er alle meine Krankheiten heilen kann? Ich begann zu glauben, dass er das kann. Ich dachte auch über das Gebot Jesu nach, dass ich nicht nur Gott mit meinem ganzen Wesen lieben soll, sondern auch mich selbst (vgl. Markus 12,30-31). Schließlich wurde mir klar, dass es Gottes vollkommener Wille ist, mich nicht nur zu heilen, sondern mich gesund zu erhalten. Und während dieser Zeit verschwand jedes einzelne dieser Autoimmun-Symptome. Ich war geheilt und frei!
Ich war seit meinen Zwanzigern in der Kirche. Man hat für mich gebetet und ich wurde oft mit Öl gesalbt, aber ich wurde nicht geheilt, bis ich anfing, das Wort Gottes zu glauben und es anzuwenden. Jesus ist mein Heiler. Das musste ich glauben. Als wir zu *For My Life* gingen, wurde es mir dort demonstriert und ich erkannte, dass es die Wahrheit war. Das stärkte meinen Glauben daran, dass hinter Gott und seinen Plänen mehr steckt, als ich wusste. Ich wollte das Mehr wissen.
Heute, mehr als fünfzehn Jahre nach dem Verschwinden des letzten Symptoms, bin ich immer noch frei von allen Symptomen. Ich bin einundsiebzig und habe mehr Energie als damals, als ich eine junge Mutter war. Damals herrschte eine ständige Benommenheit in meinem Kopf, wie ein Nebel. Nun habe ich wieder die Fähigkeit, auf jede Weise tätig zu sein. Ich habe mein Leben zurück –frei von all dem. Mein Mann und ich leiten seit vierzehn Jahren eine Gemeinde, in der wir die Kraft des Wortes Gottes weitergeben, inklusive dessen, wie er uns ganz macht – Geist, Seele und Körper!“

Janice L.

## *Das Gegenmittel gegen Autoimmunerkrankungen*

Ich möchte Ihnen sagen, wie sehr es mir auf dem Herzen liegt, dass Sie gesund sind und von Autoimmunerkrankungen frei werden. Auch wenn die Autoimmunerkrankung, die bei Ihnen diagnostiziert wurde, nicht in diesem Buch aufgeführt ist, so sind alle Autoimmunerkrankungen ein Problem des Selbsthasses und des Selbstkonflikts. Ich habe das Rezept – das Gegenmittel – gegen Selbsthass und Autoimmunerkrankungen. Das kann kein Arzt geben. Es ist Psalm 139. Lesen Sie ihn. Lesen Sie ihn ganz. Lesen Sie ihn immer wieder, bis Sie seine Wahrheit von ganzem Herzen verinnerlicht haben. In Psalm 139 werden Sie sich selbst wiederfinden und erkennen, wie Gott über Sie denkt. Nachfolgend finden Sie nur einen Teil davon.

> *Du hast mich mit meinem Innersten geschaffen,*
> *im Leib meiner Mutter hast du mich gebildet.*
> *Herr, ich danke dir dafür,*
> *dass du mich so wunderbar und einzigartig gemacht hast!*
> *Großartig ist alles, was du geschaffen hast – das erkenne ich!*
> *Schon als ich im Verborgenen Gestalt annahm,*
> *unsichtbar noch, kunstvoll gebildet im Leib meiner Mutter,*
> *da war ich dir dennoch nicht verborgen.*
> *Als ich gerade erst entstand, hast du mich schon gesehen.*
> *Alle Tage meines Lebens hast du in dein Buch geschrieben –*
> *noch bevor einer von ihnen begann!*
> *Wie überwältigend sind deine Gedanken für mich,*
> *o Gott, es sind so unfassbar viele!*
> *Sie sind zahlreicher als der Sand am Meer;*
> *wollte ich sie alle zählen, ich käme nie zum Ende!*
> (Psalm 139,13-18 HFA)

Nehmen Sie die Wahrheit von Psalm 139 an, dass Sie *„wunderbar und einzigartig gemacht"* sind und dass Gottes Gedanken über Sie *„überwältigend"* und *„unfassbar viele"* sind! Tun Sie gegenüber diesem Gott, der Sie liebt, Buße darüber, dass Sie sich hassen und ablehnen. Hören Sie mit dieser Selbstanklage auf.

Der Feind ist der Ankläger der Geschwister! Warum sollten Sie dem Feind glauben, anstatt dem lebendigen Gott und dem, was er in

Psalm 139 sagt? Satan hat Sie vergiftet. Ich gebe Ihnen das Gegengift. Ich gebe Ihnen das Wort Gottes, damit Sie befreit und geheilt werden.

Wenn Sie nicht mit Gott übereinstimmen und nicht an die Wahrheit seines Wortes glauben, praktizieren Sie Selbstvergötterung. Sie sehen sich selbst als Ihren eigenen Ratgeber; Sie glauben, dass Sie mehr wissen als Gott. Sie werden zur Quelle Ihrer eigenen Identität. Aber der Vater kannte Sie schon vor Ihrer Geburt, als Sie noch im Mutterleib waren. Sie sind kein Zufall.

Gott hat seinen Heiligen Geist insbesondere dafür gesandt, um Sie durch das Sühneopfer Jesu zu sich zu ziehen, und Sie haben mit „Ja" geantwortet. Nun müssen Sie sich jeden Tag auf diese Botschaft der Erlösung und ihre Bedeutung für Sie einlassen. Als Sie wiedergeboren wurden, sind Sie ein Sohn bzw. eine Tochter des Vaters aller Geister (vgl. Hebräer 12,9) geworden. Warum sollten Sie jetzt an ihm zweifeln? *„Was sollen wir nun hierzu sagen? Wenn Gott für uns ist, wer ist gegen uns?"* (Römer 8,31).

Lassen Sie Gott die Wahrheit in Ihrem Leben sein! Es ist mir egal, was Ihre Mutter oder Ihr Vater zu Ihnen gesagt haben. Es ist mir egal, ob Sie zur Adoption freigegeben wurden. Es ist mir egal, ob Sie ein Waisenkind waren. Jetzt sind Sie kein Waisenkind mehr! Gott hat Sie als sein Eigentum angenommen! *„Denn ihr habt nicht einen Geist der Knechtschaft empfangen, wieder zur Furcht, sondern einen Geist der Sohnschaft habt ihr empfangen, in dem wir rufen: Abba, Vater!"* (Römer 8,15). Hören Sie auf, mit Gott über diesen Punkt zu streiten. Sie müssen sich nicht länger selbst anklagen! Wenn Sie Gottes Wort glauben, werden Sie frei werden!

# Kapitel 11

# Wie geht es weiter?

*Lobe den HERRN, meine Seele, und vergiss nicht, was er dir Gutes getan hat: der dir alle deine Sünde vergibt und heilet alle deine Gebrechen.*

Psalm 103,2-3

Wir haben uns gemeinsam auf eine Reise begeben, um die geistlichen Ursachen von Krankheiten durch die Kenntnis der biblischen Wahrheit aufzudecken. Wir wollen nun nochmals ein paar grundlegende Wahrheiten über die Heilung von Krankheiten anschauen.

Erstens ist eine geistlich verursachte Krankheit die Folge einer Trennung von Gott, einer Trennung von uns selbst oder einer Trennung von anderen. Daher beginnt jede Heilung einer Krankheit, die geistliche Ursachen hat, mit der Versöhnung mit Gott – damit, dass Sie seine Liebe empfangen, ihn als Ihren Vater annehmen und Ihren Frieden mit ihm schließen. Die Versöhnung mit sich selbst und mit anderen sind dann die nächsten wichtigen Schritte.

Zweitens erkennen wir, dass es zwei Reiche gibt, die in uns gegeneinander kämpfen: das Gesetz der Sünde und das Gesetz Gottes. Denken Sie daran, dass sogar der Apostel Paulus zum Ausdruck brachte, dass wir durch Jesus Christus von den Versuchungen und den Ursachen der Sünde in unserem Leben befreit werden müssen: *„Ich elender Mensch! Wer wird mich retten von diesem Leibe des Todes? – Ich danke Gott durch Jesus Christus, unseren Herrn!“* (Römer 7,24-25).

Drittens, sobald wir von diesen Ursachen befreit sind, liegt es in unserer Verantwortung, unseren Sinn zu erneuern und diese alten

Muster gottlosen Denkens zu ändern. Es liegt in Ihrer Verantwortung, böse Gedanken abzulegen und Ihr Gedankenleben mit dem Wort Gottes zu füllen: „*... mit ihnen [den Waffen Gottes] reißen wir alle hohen Gedankengebäude nieder, die sich gegen die Erkenntnis Gottes auftürmen. Wir nehmen alles Denken gefangen, sodass es Christus gehorcht*“ (2. Korinther 10,5).

Bei *Be in Health* nennen wir diesen Prozess UMSETZEN. Wir haben sogar ein Seminar zu diesem Thema, weil wir wissen, wie wichtig es ist, den Prozess unserer Heiligung umzusetzen und mit den biblischen Wahrheiten, die uns von Krankheiten befreien, auf Kurs zu bleiben.

## *Die acht Schritte zur Freiheit*

Wir lehren auch, was wir die „Acht Schritte zur Freiheit“ nennen. Es ist wichtig, dass Sie sich diese Prinzipien merken und anwenden. Hängen Sie sie dort auf, wo Sie sie täglich sehen können, zum Beispiel an Ihrem Kühlschrank oder Ihrem Badezimmerspiegel. Vor allem aber sollten Sie sie auf Ihrem Herzen tragen. Sie sind der Weg zu Ihrer Freiheit!

1. **Erkennen. *Sie müssen erkennen, worum es geht.*** Erkennen Sie das bzw. die ursächlichen Problem(e) in Ihrem Leben: Bitterkeit, Hass, Angst, Sorge, Wut, Feindseligkeit, Selbsthass und so weiter. Beten Sie um Unterscheidungsvermögen durch den Heiligen Geist. Unterscheiden Sie das Gute vom Bösen in Ihrem Leben.
2. **Verantwortung übernehmen. *Sie müssen die Verantwortung für das übernehmen, was Sie erkennen.*** Nicht jeder will die Verantwortung übernehmen, nachdem er das Problem erkannt hat. Sie müssen die Verantwortung übernehmen. Gott wird Ihnen zur Seite stehen, aber er wird es nicht für Sie tun!
3. **Buße tun / umkehren. *Tun Sie vor Gott Buße dafür, dass Sie sich an dem beteiligt haben, was Sie erkennen.*** Die Bibel sagt uns: „*So tut nun Buße und bekehrt euch, dass eure Sünden ausgetilgt werden, damit Zeiten der Erquickung kommen vom Angesicht des Herrn und er den euch vorausbestimmten Jesus Christus sende!*“ (Apostelgeschichte 3,19). Auch hier ist es so, dass manche

Leute wütend auf mich werden, wenn ich ihnen sage, dass sie Buße tun müssen, um von Krankheiten befreit zu werden. Wenn Sie zu einem Arzt gehen, um herauszufinden, warum Sie krank sind und wie Sie gesund werden können, wären Sie dann beleidigt, wenn er Ihnen die Wahrheit sagen würde? Dann seien Sie bitte auch nicht beleidigt, wenn ich Ihnen die Wahrheit sage. Ich will Ihr Bestes, und es ist mir wichtig, was Ihnen widerfährt. Ich bringe Ihnen bei, wie Sie böse Geister und Krankheiten besiegen können.

4. **Lossagen.** ***Sie müssen das, was Sie erkennen, zu Ihrem Feind machen und sich davon lossagen.*** Buße tun bedeutet wörtlich „sich von etwas abwenden". Betrachten Sie die Ursache für Ihre früheren Sünden als Ihren Feind und sagen Sie sich davon los! Manche Menschen empfinden zwar Reue, aber sie ändern sich innerlich nicht. Sie wenden sich nicht von ihrer Sünde ab. Aber ich möchte, dass Sie sich vom Bösen abwenden – so schnell Sie können. Lieben Sie sich selbst, aber hassen Sie das Böse!
5. **Entfernen.** ***Werden Sie es ein für alle Mal los!*** Sagen Sie dem Gesetz der Sünde in Ihrem Inneren: „Ich sage mich nicht nur von dir los, sondern du und ich können nicht zur selben Zeit am selben Ort zusammen existieren. *„Werft von euch alle eure Vergehen, mit denen ihr euch vergangen habt, und schafft euch ein neues Herz und einen neuen Geist!"* (Hesekiel 18,31). Befreien Sie sich von diesem Gesetz der Sünde, und lassen Sie sich von Gott ein neues Herz und einen neuen Geist schenken!
6. **Widerstehen.** ***Wenn es versucht zurückzukommen, widerstehen Sie ihm!*** Jakobus 4,7 sagt uns, dass wir uns Gott unterwerfen und dem Teufel widerstehen sollen: *„Unterwerft euch nun Gott! Widersteht aber dem Teufel! Und er wird von euch fliehen."* Was kommt zuerst? Dass wir uns Gott unterwerfen. Nur dann werden Sie die Kraft haben, dem Feind zu widerstehen, nicht vorher. Was immer Sie entfernt haben, wird versuchen, zurückzukommen. Deshalb brauchen wir Gott und einander, um dem zu widerstehen.
7. **Sich freuen.** ***Danken Sie Gott, dass er Sie befreit hat.*** Geben Sie Gott die Ehre für Ihre Freiheit! Preisen Sie ihn dafür, dass Sie Gnade und Barmherzigkeit von einem lebendigen Gott erfahren haben, der Sie liebt. Er ist Ihres Lobes würdig!

8. **Wiederherstellen.** ***Helfen Sie jemand anderem, frei zu werden.*** Nachdem Sie von Gott gesegnet worden sind, ist es an der Zeit, dass Sie anderen bei der Wiederherstellung helfen. Zur Wiederherstellung gehört, dass Sie denen, die Sie lieben, das Evangelium bringen, diejenigen, die noch vom Segen des Herrn getrennt sind, unterweisen und ihnen helfen, von Krankheiten frei zu werden. *„... auf dass im Leib keine Spaltung sei, sondern die Glieder einträchtig füreinander sorgen. Und wenn ein Glied leidet, so leiden alle Glieder mit, und wenn ein Glied geehrt wird, so freuen sich alle Glieder mit"* (1. Korinther 12,25-26 LUT).

## *In Gottes Ebenbild verwandelt werden*

Vergessen Sie nie, dass Sie in Gottes Bild verwandelt werden, wenn Sie seinem Wort folgen. *„Wir alle aber schauen mit aufgedecktem Angesicht die Herrlichkeit des Herrn an und werden so verwandelt in dasselbe Bild von Herrlichkeit zu Herrlichkeit, wie es vom Herrn, dem Geist, geschieht"* (2. Korinther 3,18). Lassen Sie nicht zu, dass Ihnen jemand die Wahrheiten stiehlt, die Sie hier gelernt haben. Menschen, die ungläubig sind, werden versuchen, mit Ihnen zu diskutieren, Sie zu entmutigen und auf ihre Vorstellung herunterzuziehen. Sie werden aber nicht in das Bild eines anderen Menschen geformt, sondern Sie werden in das Bild Gottes verwandelt! Während Sie in sein Bild verwandelt werden, können Sie erwarten, dass er Sie von den Krankheiten des Feindes heilt, weil Gott sein Wort und sein Ebenbild ehrt. Er ehrt, wer er in Ihnen ist – nicht auf der Ebene des Kopfes, sondern auf der Ebene des Herzens.

Durch Jesus Christus holt sich der Vater zurück und stellt wieder her, was er bei der Tragödie im Garten Eden verloren hat – sein Ebenbild im Menschen. Sie sind ein Produkt dieser Rückholung und Wiederherstellung. Sie werden aus der Finsternis herausgerufen und in sein wunderbares Licht verwandelt. *„Ihr aber seid ein auserwähltes Geschlecht, ein königliches Priestertum, eine heilige Nation, ein Volk zum Besitztum, damit ihr die Tugenden dessen verkündigt, der euch aus der Finsternis zu seinem wunderbaren Licht berufen hat"* (1. Petrus 2,9). Aber Sie können nicht verwandelt werden, wenn Sie nicht durch das Wort erneuert werden, denn *„der Glaube kommt aus dem Hören, das Hören aber durch das Wort Gottes“* (Römer 10,17).

## Dranbleiben, bis der Feind ganz besiegt ist

Ich möchte Sie ermutigen, Ihre vollständige Befreiung von Krankheiten durchzuziehen. Lassen Sie sich vom Feind nicht entmutigen. Jeder möchte, dass für ihn gebetet wird, aber nicht jeder macht sich anschließend daran, die Lügen des Feindes zu besiegen und sich auf Gottes Wahrheit einzulassen. Denken Sie an diese Bibelstelle: *„Ihr werdet die Wahrheit erkennen, und die Wahrheit wird euch frei machen“* (Johannes 8,32). Was ich Ihnen beigebracht habe, soll Ihnen die Wahrheit vermitteln sowie den Glauben daran. Das ist kein blinder Glaube, sondern echter Glaube, der auf dem Wissen um den lebendigen Gott beruht, der sich in der Bibel offenbart. Ihre Freiheit wurde vor mehr als zweitausend Jahren am Kreuz erkauft und die Kraft Gottes wurde in Ihrem Leben freigesetzt, damit Sie in Freiheit leben können. Der Schöpfer des Universums – Ihr himmlischer Vater – möchte, dass Sie frei sind!

> *Ehe ich dich im Mutterleib bildete, habe ich dich erkannt, und ehe du aus dem Mutterschoß hervorkamst, habe ich dich geheiligt* (Jeremia 1,5).

> *Aber jetzt, so spricht der HERR, der dich geschaffen, Jakob, und der dich gebildet hat, Israel: Fürchte dich nicht, denn ich habe dich erlöst! Ich habe dich bei deinem Namen gerufen, du bist mein* (Jesaja 43,1).

Ich möchte jetzt noch für Sie beten:

> *Vater, ich komme im Namen Jesu zu dir. Ich möchte dir für diejenigen danken, die sich die Zeit genommen haben, dieses Buch zu lesen. Ich weiß aus Psalm 139 in deinem Wort, dass sie einzigartig und wunderbar gemacht sind und dass du deine Hand über jeden Einzelnen von ihnen hältst. Ich weiß, dass ich ihnen viele Dinge aus deinem Wort zum Nachdenken gegeben habe. Ich bitte dich, deinen Heiligen Geist freizusetzen, um Klarheit und*

*Überführung zu bringen, damit sie von innen heraus verändert werden und alle Krankheiten verschwinden.*
*Vater, wir sind nur Menschen, Männer und Frauen mit ganz unterschiedlichen Hintergründen. Wir haben auf Lügen gehört, die wir nicht als Lügen erkannt haben; wir haben Wege eingeschlagen, die wir für richtig hielten, die uns aber ins Verderben führen. Bitte zeig uns den guten Weg, auf dem unsere Seelen Ruhe finden. Lehre uns, in dieser Sache, die wir Leben nennen, zu wachsen und als Söhne und Töchter Gottes zu reifen. Lass dies geschehen, Vater, damit wir heil sind in Geist, Seele und Körper und damit auch die Generationen nach uns heil sind und der Welt ein Licht deiner Herrlichkeit und Güte sowie deiner Liebe zu uns sein können.*
*Vielen Dank für deine Barmherzigkeit, Herr, und lehre uns weiterhin durch deine Gnade. Ich bete in Jesu Namen. Amen.*

## Soziale Medien

Sie können uns auf Ihrer bevorzugten Social-Media-Plattform folgen:

Facebook: @beinhealth
Instagram: beinhealth
Twitter: @BeinHealth
YouTube: www.youtube.com/beinhealth
Pinterest: bnhealth

# Über den Autor

Dr. Henry W. Wright (1944-2019) war der leitende Pastor der *Hope of the Generations Church* in Thomaston, Georgia, und der Präsident und Gründer von *Be in Health® Global. Be in Health* ist ein Dienst, der über die geistlichen Ursachen von Krankheiten und Heilungsblockaden lehrt und das weltbekannte *For-My-Life®*-Seminar veranstaltet.

Wright hielt über 25 Jahre lang Konferenzen auf der ganzen Welt und über konfessionelle Grenzen hinweg. Anerkannt für sein Verständnis von Krankheiten aus einer geistlichen Perspektive, war er häufiger Gast in vielen bekannten Fernseh- und Radiosendungen.

Wright wurde schon früh mit der Kraft der Heilung durch Gott konfrontiert, als seine Mutter auf wundersame Weise von Krebs im Endstadium und einem tödlichen Tumor, der sich um ihre Halsvene gewickelt hatte, geheilt wurde. Gelähmt und im Sterben liegend, wurde sie zu einem Gottesdienst getragen, wo sie Gott um Heilung anflehte, damit sie ihren Sohn großziehen konnte. Sie tat Buße für ihre Bitterkeit und schloss einen Bund wie Hannah, dass sie ihren Sohn in der Erkenntnis Gottes aufziehen würde, wenn er sie heilen würde. Gott heilte sie sofort und vollständig und durchbrach damit ein genetisches Muster von Krebs, das seit Generationen in ihrer Familie vorhanden war.

Wright vertrat die Überzeugung, dass menschliche Probleme grundsätzlich geistlicher Natur sind, mit entsprechenden physischen und psychischen Auswirkungen. Mit seinen Erkenntnissen über die medizinischen und geistlichen Aspekte von Krankheiten brachte er eine neue Perspektive in den Prozess ein, wie man Kranken dienen kann. Er wandte diese Prinzipien erfolgreich an, indem er Menschen mit einem breiten Spektrum von Krankheiten, von denen viele als unheilbar galten, Gottes Heilung brachte.

Unter der Leitung von Pastorin Donna Wright, seiner Frau, und den Ältesten der *Hope of the Generations Church* führt *Be in Health* die Vision und den Dienst von Dr. Wright fort.

# Weitere Bücher von Dr. Henry Wright

**bei GloryWorld-Medien**

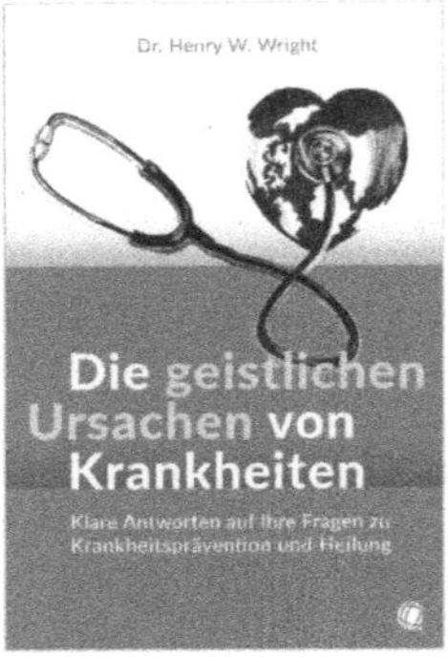


## Die geistlichen Ursachen von Krankheiten

*Klare Antworten auf Ihre Fragen zu Krankheitsprävention und Heilung,* 208 Seiten, Pb.

Gemäß den langjährigen Erfahrungen des Autors haben etwa 80 Prozent aller Krankheiten eine geistliche Ursache und sind die direkte Folge einer gestörten Beziehung zu Gott, zu uns selbst oder zu anderen. Gott offenbarte ihm aus seinem Wort, was die geistlichen Ursachen von Krankheiten und den Blockaden zur Heilung sind.

Er geht insbesondere auf folgende Krankheitsarten ein: Allergien, Autoimmunerkrankungen, Herz-Kreislauf-Erkrankungen, psychische Störungen und Belastungsstörungen (z. B. Stresskrankheiten).

## Die geistlichen Ursachen von Diabetes

112 Seiten, Pb.

Knapp 10 Prozent der Bevölkerung leidet heute an der Volkskrankheit Diabetes mellitus.

In diesem Buch lernen Sie die geistlichen Ursachen kennen, die häufig zu Diabetes Typ 1 oder Typ 2 führen. Es deckt die unsichtbaren Kräfte auf, die die Krankheit von innen her auslösen, und wie wir sie überwinden können.

Dr. Henry Wright kombiniert medizinische Erkenntnisse mit wirkmächtigen biblischen Wahrheiten. Er zeigt auf, wie Sie so leben können, wie Gott es für Sie vorgesehen hat – in Ihrem Geist, Ihrer Seele und Ihrem Körper.

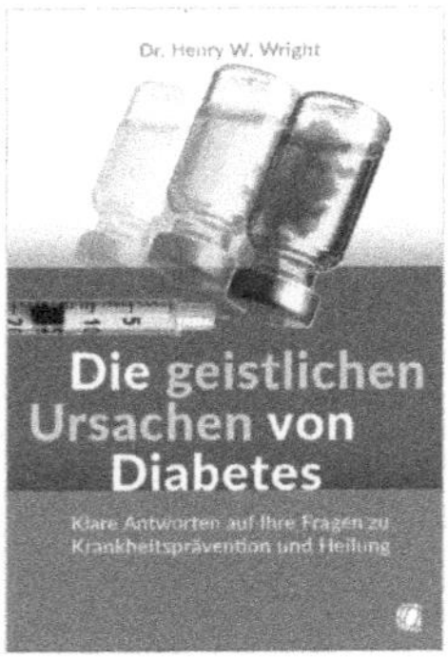


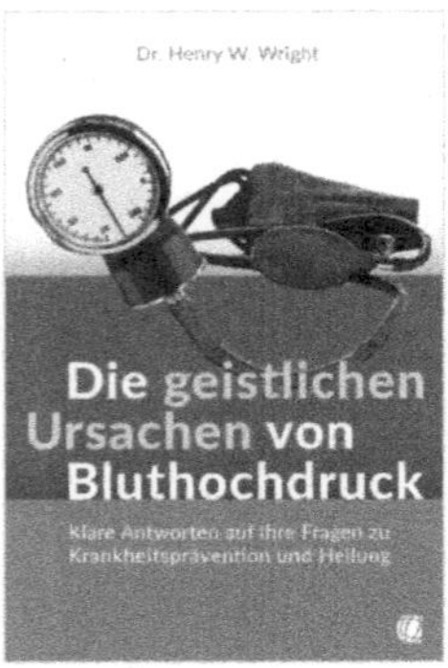


## Die geistlichen Ursachen von Bluthochdruck

112 Seiten, Pb.

In diesem Buch lernen Sie die geistlichen Ursachen kennen, die häufig zu Bluthochdruck führen, damit Sie den Kampf gegen diese Krankheit und ihre negativen Auswirkungen auf das Herz strategisch gewinnen können.

Dr. Henry Wright kombiniert medizinische Erkenntnisse mit wirkmächtigen biblischen Wahrheiten. Er zeigt auf, wie Sie so leben können, wie Gott es für Sie vorgesehen hat – in Ihrem Geist, Ihrer Seele und Ihrem Körper.

## Weitere Produkte von GloryWorld-Medien

**„Himmlische Bücher für die Erde"**

### Chad Gonzales, Nie wieder krank

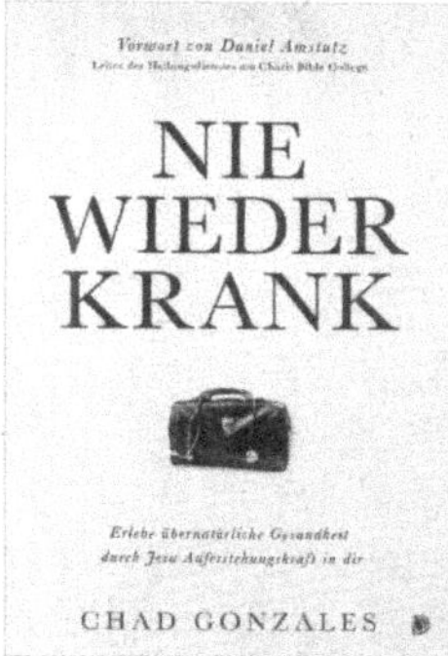


*Erlebe übernatürliche Gesundheit durch Jesu Auferstehungskraft in dir;* 240 Seiten, Paperback

Du musst nie wieder krank werden! Ergreife deine Heilung, die im Neuen Bund enthalten ist!

Wenn es um das Thema Heilung geht, gibt es immer noch viel Verwirrung im Leib Christi. Werden wir durch das Werk Jesu am Kreuz nur geistlich geheilt oder gilt es auch für unseren Körper?

Dieses bahnbrechende Buch schafft in dir ein Bewusstsein dafür, wer du in Christus wirklich bist, was es bedeutet, in seinem Leib mit ihm vereint zu sein und sogar wie Jesus selbst in dieser Welt zu leben. Gesundheit ist nur eine der übernatürlichen Früchte, die daraus resultieren!

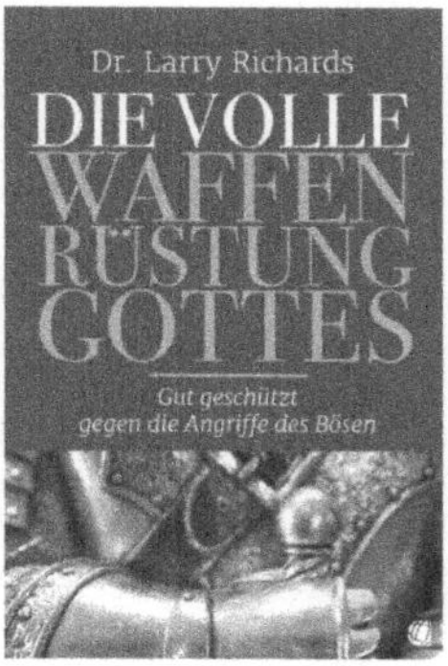


**Dr. Larry Richards**

### Die volle Waffenrüstung Gottes

*Gut geschützt gegen die Angriffe des Bösen;* 208 Seiten, Pb.

Die Bibel macht deutlich, dass ein Großteil unserer Unsicherheiten, Ängste und Zweifel auf den Machenschaften böser Mächte beruhen. Deshalb ist es so entscheidend, dass wir sowohl die Strategien kennen, die Satan benutzt, um uns anzugreifen, als auch die Rüstung, die Gott uns zur Verfügung stellt, um uns dagegen zu schützen.

Eine biblische Dämonologie, Hilfen zum Umgang mit dem Bösen in der Seelsorge sowie Lektionen für „Lebe-frei-Selbsthilfegruppen" runden das Buch ab.

**James Goll**

### Geistlich wahrnehmen und unterscheiden

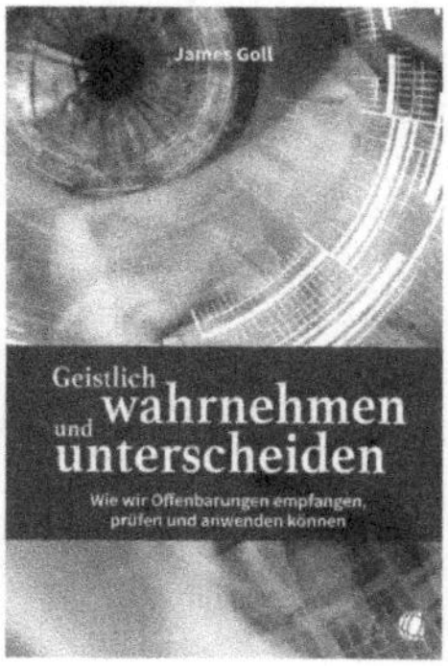


*Wie wir Offenbarungen empfangen, prüfen und anwenden können;* 216 S.

James Goll erklärt, dass jeder Nachfolger Jesu geistliche Offenbarungen empfangen und prüfen kann, auch wenn einige als Propheten besonders begabt sind. Er legt präzise dar, wie wir unsere Sinne dem Heiligen Geist hingeben können, damit wir geistlich wahrnehmen können.

Und er erläutert, wie wir Offenbarungen prüfen, anwenden und letztlich verinnerlichen können, damit die Menschen sie nicht nur hören, sondern in uns sehen.

**Für das vertiefte Studium ist ein Arbeitsbuch erhältlich.**

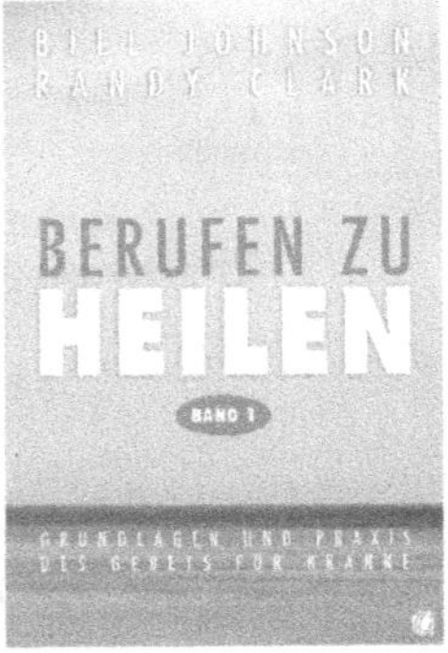


**Bill Johnson / Randy Clark, Berufen zu heilen, Bd. 1**

*Grundlagen und Praxis des Gebets für Kranke,* 240 S., Pb.

Jeder Christ kann von Gott gebraucht werden, um anderen Heilung zukommen zu lassen. Das ist das Anliegen der beiden Autoren. Dazu berichten Sie, wie Gott sie in den Heilungsdienst hineinführte, und legen anschließend klare biblische Grundlagen für das Heilungsgebet. Im umfangreichsten Teil gehen sie auf verschiedene Aspekte ein, die für eine Heilung förderlich sind, erläutern, wie seelische und körperliche Krankheiten zusammenhängen und stellen dann ein in der Praxis bewährtes Modell für das Gebet um Heilung vor, das für alle Christen leicht anwendbar ist.

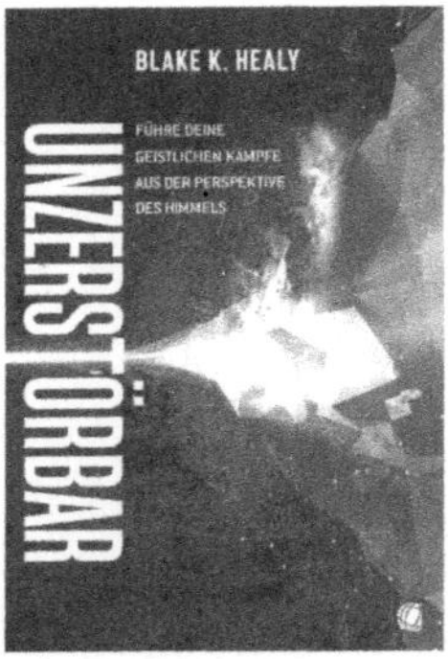


**Blake K. Healy, Unzerstörbar**

*Führe deine geistlichen Kämpfe aus der Perspektive des Himmels;* 192 S., Pb.

Welche Fallen und Taktiken wenden Dämonen an, und wie können wir diese meiden?

Blake K. Healy kann schon seit seiner Kindheit Engel und Dämonen sehen. Dieses Buch fasst zusammen, was er in über dreißig Jahren über die Pläne des Feindes und ebenso die des Himmels entdeckt hat.

Wir lernen, wie wir die Komplotte, Pläne und Lügen des Feindes aufdecken und abwehren können und gleichzeitig die Pläne des Himmel vorantreiben können.

Sein Hauptanliegen ist dabei, dass wir den geistlichen Kampf nicht aus eigener Kraft, sondern aus der Perspektive des Himmels führen, und ein Leben aufbauen, das unzerstörbar ist.

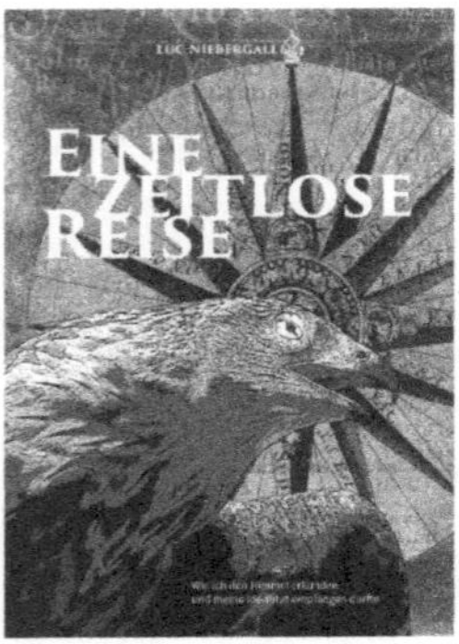


**Luc Niebergall, Eine zeitlose Reise**

*Wie ich den Himmel erkunden und meine Identität empfangen durfte;* 144 S., Paperback

Ab dem Alter von 16 Jahren wurde Luc Niebergall eine unglaubliche „Reise" in die Herrlichkeit der Person Jesu zuteil. Durch prophetische Begegnungen durfte er den lebendigen Gott erfahren.

Nach acht Jahren Visionen, Träumen und himmlischen Begegnungen hatte er den Eindruck, Gott wolle, dass er einiges von dem, was er ihm gezeigt hatte, in Form von Geschichten in einem Buch niederschreibt.

Dieses Buch ist ein Aufruf an die Söhne und Töchter Gottes, ihr volles Erbe zu empfangen, das darin besteht, in einer ewigen, intimen Beziehung zu Gott selbst zu leben.

Begegnen wir der intimen Liebe Gottes, des Vaters, fällt die falsche Identität der Waisenschaft von uns ab. Wir werden zu siegreichen Söhnen und Töchtern, welche den Nationen Heilung und Wiederherstellung bringen.

**Phil Mason, Quanten-Herrlichkeit**

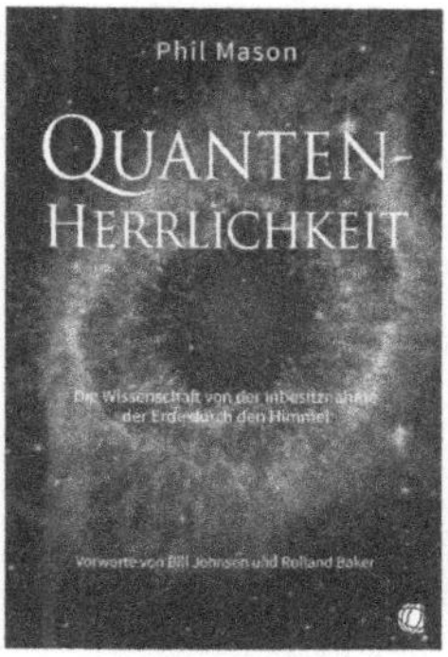


*Die Wissenschaft von der Inbesitznahme der Erde durch den Himmel*; 520 Seiten, Paperback

Quanten-Herrlichkeit erläutert auf eine äußerst spannende Weise die Zusammenhänge zwischen den faszinierenden Erkenntnissen der Quantenmechanik und der Herrlichkeit Gottes, die sich u. a. in Heilungswundern äußert.

Der erste Teil untersucht die subatomare Welt und enthüllt ihren außergewöhnlich komplexen göttlichen Plan, der die Genialität unseres Schöpfers offenbart.

Im zweiten Teil erklärt der Autor ausführlich, wie die Herrlichkeit Gottes in unser physisches Universum eindringt, um Wunder göttlicher Heilung zu bewirken.

Das Buch ist vollgepackt mit verblüffenden Erkenntnissen, aber mehr als das, ist es dazu bestimmt, uns für den übernatürlichen Dienst auszurüsten, damit wir die Herrlichkeit Gottes auf der Erde freisetzen, wie sie im Himmel ist!

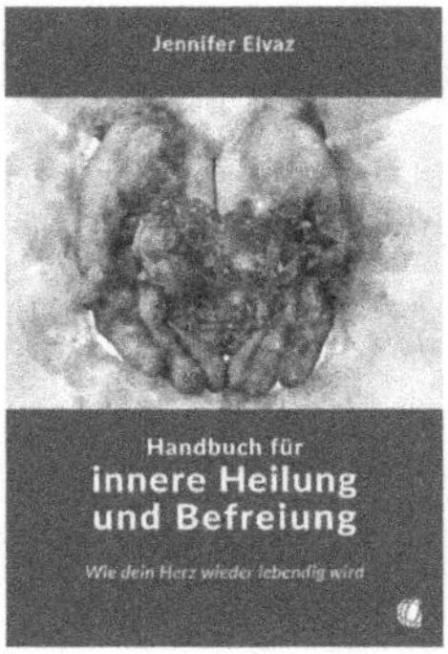


**Jennifer Eivaz**

**Handbuch für innere Heilung und Befreiung**

*Wie dein Herz wieder lebendig wird;* 200 S., Paperback

Lass den Heiligen Geist dein Herz wieder zum Leben erwecken!

Dieses Buch zeigt auf, wie man von inneren Verletzungen, Traumen und dämonischen Belastungen frei werden kann. Und es rüstet uns zu, anderen in diesen Bereichen zu dienen.

Jennifer Eivaz erzählt von ihrem eigenen herausfordernden Weg aus extremem Missbrauch zu Heilung und Befreiung. Die von ihr erkannten und erprobten Wahrheiten haben weltweit schon vielen anderen Menschen geholfen haben, heil und frei zu werden.

**Phil Mason, Die Ergründung des Herzens**

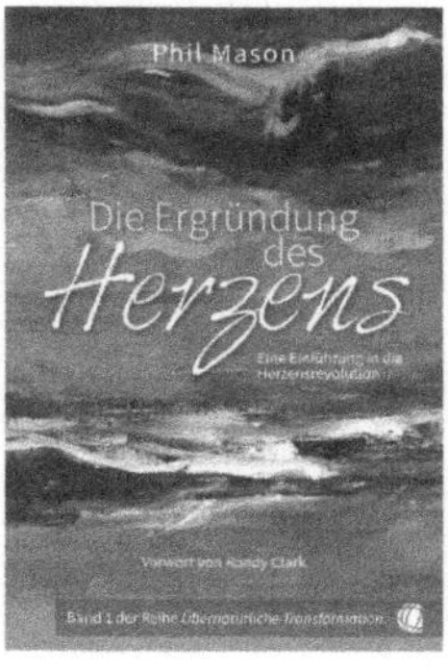


*Eine Einführung in die Herzensrevolution;* 240 S., Pb.

Band 1 der Reihe „Übernatürliche Transformation"

Willkommen zur Herzensrevolution! Phil Mason bringt uns mit diesem Buch wieder mit dem Herzen Gottes – und somit auch unserem eigenen Herzen – in Verbindung. Begegnen wir der verschwenderischen Liebe des Vaters, erweckt sie in unserem Herzen eine neue Begeisterung und Leidenschaft.

Jesu Modell der Herzensverwandlung stützt sich nicht auf irdische Weisheit und Methoden. Er möchte, dass wir durch eine Begegnung mit der Herrlichkeit und Macht Gottes verwandelt werden.

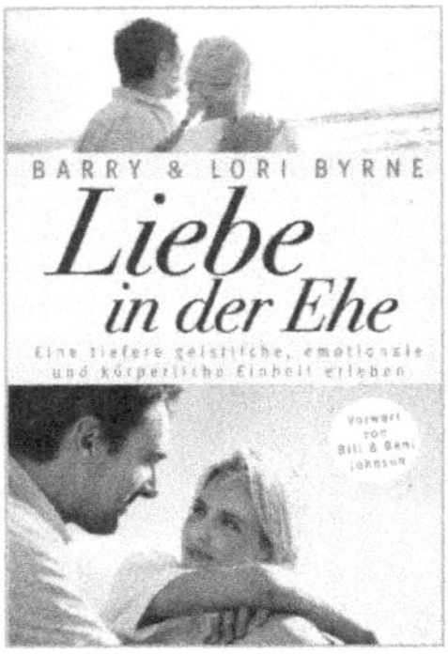


**Barry & Lori Byrne, Liebe in der Ehe**

*Eine tiefere geistliche, emotionale und körperliche Einheit erleben;* Vorwort von Bill Johnson; 334 S., Klappenbroschur

Gott möchte, dass die Ehe ein Ort echter Liebe und Vertrautheit ist. Dafür brauchen wir die Hilfe des Heiligen Geistes. Mit ihm können wir die Ursachen unserer Konflikte erkennen und überwinden. Unsere Ehe kann Heilung und Wiederherstellung erfahren, egal, wie der momentane Zustand ist.

Mit klarer biblischer Lehre und vielen praktischen Hilfen packen die Autoren die wichtigsten heißen Eisen an. Viele ermutigende Erfahrungsberichte verdeutlichen die dramatische Heilung und Intimität, die mit Gottes Hilfe möglich ist.

**Danny Silk, Erziehung mit Liebe und Vision**

*Herzensbeziehungen eingehen, statt Machtkämpfe austragen*

Vorwort von Bill Johnson; 170 S., Pb.

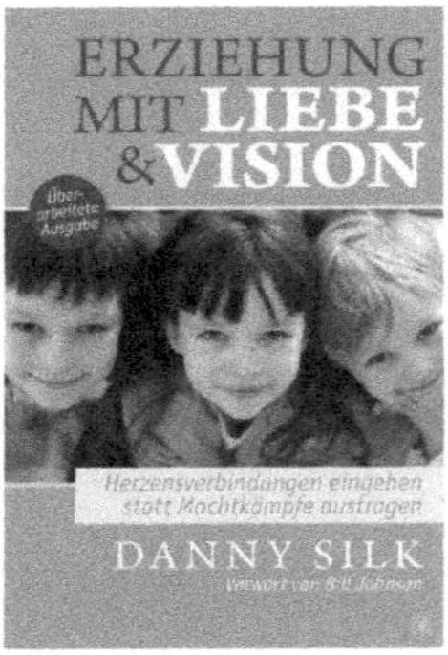


Danny Silk fordert uns in unserem bisherigen Denken über Liebe, Disziplin und Respekt, ja in unserer generellen Vorstellung von Kindererziehung heraus. Er stellt eine Denk- und Lebensweise vor, die eine Leichtigkeit und Frieden in unsere familiären und sonstigen Beziehungen bringt.

Unser Herz spielt dabei die zentrale Rolle. Das Herz der Eltern und das Herz der Kinder. Wenn beide Seiten verstehen, wie sich ihr jeweiliges Verhalten auf das Herz des anderen auswirkt, werden die Herzen geschützt und Beziehungen können gedeihen.

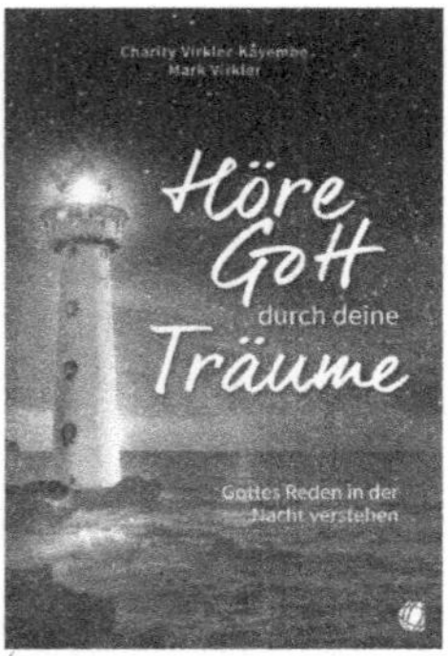


**Dr. Charity Virkler-Kayembe / Dr. Mark Virkler**

**Höre Gott durch deine Träume**

*Gottes Reden in der Nacht verstehen;* 288 S., Pb.

In der Bibel finden wir sehr viele Beispiele für Gottes Reden durch Träume. Auch heute möchte er uns durch Träume wichtige Botschaften zukommen lassen. Doch beachten wir sie oft wenig oder wissen nicht, wie sie zu deuten sind.

Diesem Missstand möchte dieses Buches abhelfen. Die Autoren haben sehr viele Erfahrungen im Umgang mit Gottes Reden gesammelt. Das Buch ist ein praktischer, leicht verständlicher und biblischer Leitfaden, um die Sprache zu verstehen, die Gott in unseren Träumen benutzt.

---

Bestellen Sie im Buchhandel oder direkt beim Verlag (versandkostenfrei in D):

GloryWorld-Medien | Beit-Sahour-Str. 4 | D-46509 Xanten
Fon: 02801-9854003 | Fax: 02801-9854004 | info@gloryworld.de

Aktuelles, Leseproben, Downloads & Shop: **www.gloryworld.de**